Brandl

Unser Kind hat Epilepsie

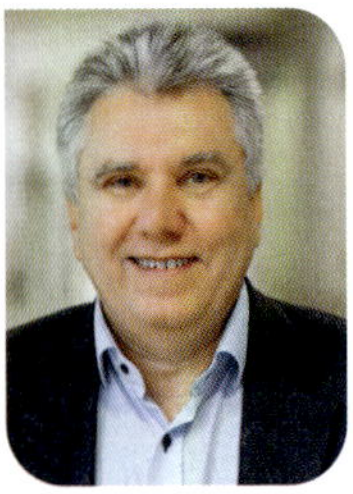

Prof. Dr. med. Ulrich Brandl ist Facharzt für Kinderheilkunde und Neuropädiatrie. Nach 10-jähriger Tätigkeit an der Universitäts-Kinderklinik Erlangen wechselte er 1989 als Professor für Pädiatrie mit Schwerpunkt Neurologie an die Kinderklinik des Universitätsklinikums Rudolf Virchow/Charité, Berlin. Von 1996 bis 2021 war er Direktor der Klinik für Neuropädiatrie des Universitätsklinikums Jena. Mittlerweile ist Prof. Brandl emeritiert, aber weiterhin als Berater rund um die Epilepsie tätig.

Prof. Dr. med. Ulrich Brandl

Unser Kind hat Epilepsie

Ursachen, Behandlung, Auslöser, Alltag.
Wie Sie Ihr Kind stark machen – der Elternratgeber für ein möglichst normales Leben

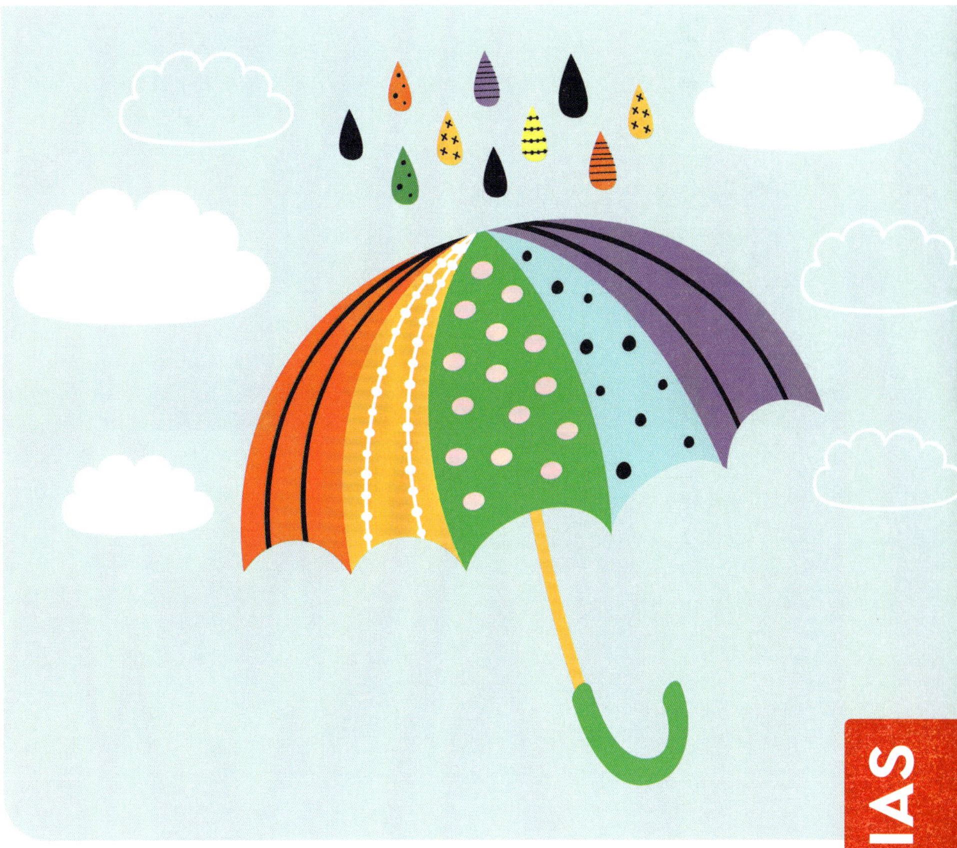

TRIAS

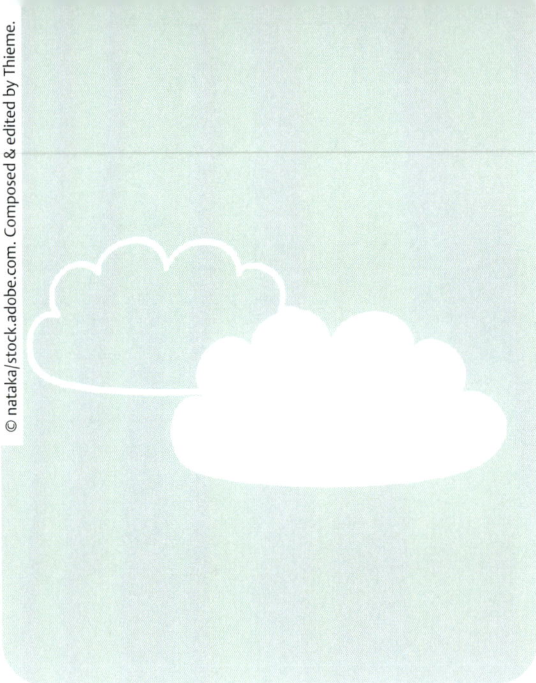

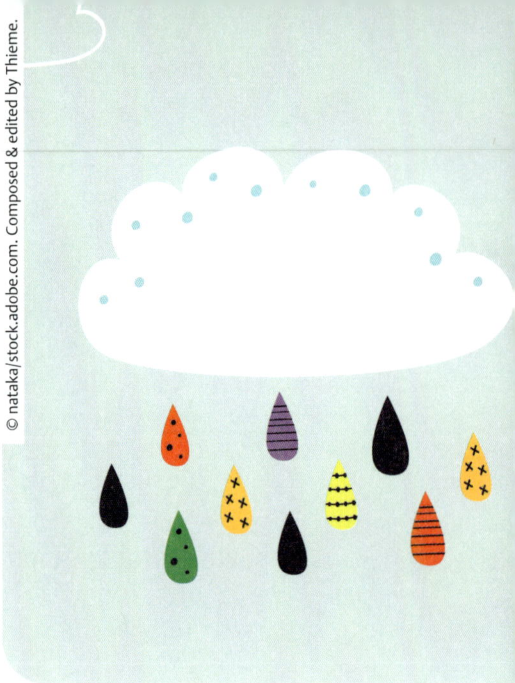

Liebe Leserinnen, liebe Leser,

wenn ein Kind einen epileptischen Anfall erleidet oder die Diagnose einer Epilepsie gestellt wird, ist das meistens ein erschreckendes Erlebnis. Es stellt sich eine Reihe von Fragen, die oft belastend sind, zum Beispiel: Woher kommt diese Krankheit? Sind die Anfälle gefährlich für unser Kind? Können die Anfälle Gehirnschädigungen auslösen? Ist die Krankheit heilbar? Kann die Behandlung unserem Kind auch schaden? Oft reicht die in der ärztlichen Sprechstunde zur Verfügung stehende Zeit gar nicht aus, um all diese Fragen zu stellen – und schon gar nicht, um sie umfassend zu beantworten.

Dieses Buch soll Ihnen helfen, die Erkrankung »Epilepsie« besser zu verstehen, Ihnen die Bedeutung der ärztlichen Fachausdrücke erklären und Ihnen zeigen, wie sie mit der Krankheit umgehen und dabei einige Sorgen loswerden können. Es wendet sich vorwiegend an Eltern, aber auch an Erzieher und Erzieherinnen, an Lehrerinnen und Lehrer sowie an Angehörige anderer Berufsgruppen, die häufig Kontakt zu Kindern mit Epilepsien haben. Es möchte den momentanen wissenschaftlichen Kenntnisstand und seine Lücken darlegen und Ihnen ein Grundverständnis für die Krankheit vermitteln. Besonders wichtig ist mir, auf die verschiedenen Formen der Epilepsie einzugehen, da viele Missverständnisse und Fehler daher rühren, dass alle diese unterschiedlich verlaufenden Erkrankungen über einen Kamm geschoren werden. Der praktische Teil des Buches widmet sich vielen Lebensfragen und Problemen, die im Zusammenhang mit der Erkrankung auftreten können. Er soll helfen, das Zustandekommen dieser Probleme zu verstehen, aber auch Hilfs- und Lösungsmöglichkeiten aufzeigen.

Mit diesem Buch möchte ich Ihnen als Eltern oder Erziehende zeigen, wo Sie die Behandlung der Epilepsie unterstützen und dem Kind in den Bereichen helfen können, die die Medizin nicht abdecken kann.

Ulrich Brandl

Was Sie über Epilepsien wissen sollten

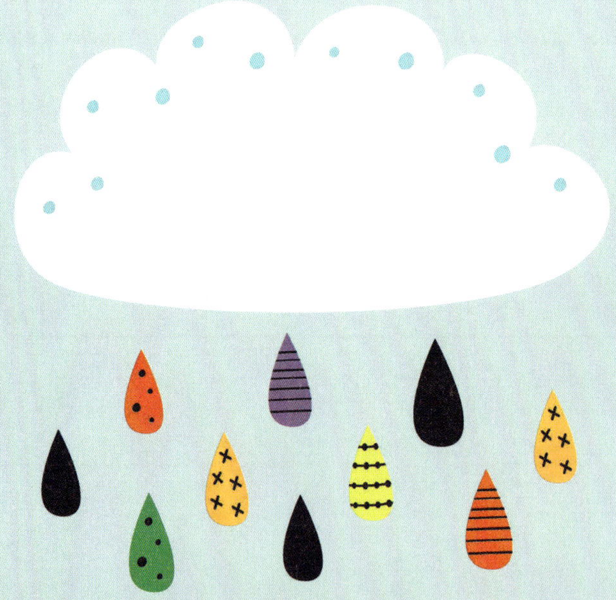

Epilepsien und Anfälle

Die wichtigsten Symptome von Epilepsien sind Anfälle, die in verschiedenen Formen und Verläufen auftreten können und unterschiedliche Bezeichnungen tragen.

Epilepsien sind eine Gruppe verschiedener Erkrankungen, die alle durch das Auftreten von Anfällen gekennzeichnet sind. Dabei kann es sich um leicht behandelbare, vorübergehende Störungen oder um schwere chronische Erkrankungen handeln. Deshalb ist Epilepsie nicht gleich Epilepsie, wir werden über diese Krankheit immer im Plural sprechen müssen.

Was ist eine Epilepsie?

Eine Epilepsie ist eine zeitweise auftretende Funktionsstörung des Gehirns. Sie ist durch plötzliche und zeitlich begrenzte, starke Überaktivierung von Gehirnanteilen gekennzeichnet. In diesem Moment bemerkt man das eigentliche Symptom der Erkrankung, den epileptischen Anfall. Jeder Mensch kann einen Anfall erleiden, das kann zum Beispiel bei Vergiftungen oder bei Verletzungen des Gehirns vorkommen. Von einer Epilepsie spricht man erst, wenn wiederholt Anfälle ohne äußere auslösende Faktoren entstehen. Es handelt sich dabei um eine chronische Erkrankung, die allerdings nicht unbedingt das ganze Leben andauern muss.

Epilepsien gibt es wahrscheinlich, seit es Menschen gibt. Sie kommen auch im Tierreich vor. Bereits die ältesten medizinischen Schriften der Antike beschreiben epileptische Anfälle. Über lange Zeit hatte man keine rechte Vorstellung vom Zustandekommen der Anfälle, man glaubte bisweilen an eine dämonische Besessenheit. Die Epilepsie wurde zeitweise auch zu den Geisteskrankheiten gezählt, was wissenschaftlich nicht haltbar ist. Obwohl bereits in der Antike einige Ärzte vermutet hatten, dass es sich um eine Erkrankung des Gehirns handelt, wurden wissenschaftlich sinnvolle Vorstellungen über den Krankheitsmechanismus erst im 19. Jahrhundert entwickelt. Im gleichen Jahrhundert wurde auch das erste wirksame Medikament zur Behandlung von Epilepsien entdeckt.

In Deutschland leiden schätzungsweise zwischen 400 000 und 800 000 Personen an einer Epilepsie. Die Erkrankung kann zwar in jedem Lebensalter beginnen, auch noch im höheren Alter, die Hälfte aller Erkrankungen beginnen jedoch bis zum 10. Lebensjahr, zwei Drittel bis zum Alter von 20 Jahren. Genauere Zahlen gibt es aus Gründen des Datenschutzes nicht. In Ländern mit Gesundheitssystemen, die die Erkrankungen in der Bevölkerung systematisch registrieren, beispielsweise in Großbritannien, gibt es anteilig ähnliche Zahlen. Die Erkrankung kommt weltweit in allen Kulturen vor. Es handelt sich damit um eine häufige Erkrankung im Kindesalter; sie ist weit häufiger als zum Beispiel Diabetes oder Rheuma im Kindesalter. Der Beginn der Erkrankung lässt zumindest bei Kindern und Jugendlichen nur wenig Rückschlüsse auf die Ursache der Epilepsie zu. Auch wenn der erste Anfall mit 15 Jahren auftritt, können die Voraussetzungen für ihre Entstehung bereits bei der Geburt vorhanden gewesen sein.

Epilepsien sind durch verschiedenartige Anfallsformen gekennzeichnet. Bei einem Kind können verschiedene Anfallsformen nebeneinander vorkommen. Die Anfallsform allein sagt nichts über die Ursache oder Schwere der Epilepsie aus, obwohl sie für die genaue Diagnosestellung von größter Bedeutung ist. Wir werden uns daher der Beschreibung der Anfallsformen genauer widmen, da Sie als Eltern meistens die Anfälle beobachten und der Arzt oder die Ärztin auf Ihre Beobachtungen angewiesen ist. Wenn Sie die Anfallsformen und vor allem die Unterscheidungsmerkmale etwas kennen, wissen Sie besser, worauf Sie bei einem Anfall achten sollten.

Wie kommt ein epileptischer Anfall zustande?

Epileptische Anfälle sind das Ergebnis von Serien abnormer Aktivierungen von Nervenzellen (Neuronen, Abb. Seite 11). Normalerweise tauschen Nervenzellen Informationen vorwiegend durch chemische, teilweise auch durch elektrische Signale untereinander aus. Die chemische Informationsübertragung geschieht durch hemmende und durch erregende Überträgerstoffe (Transmitter), die von einer Nervenzelle zur anderen gesendet werden können. Diese Überträgerstoffe treffen auf an der Zelloberfläche befindliche Empfänger (Rezeptoren), die chemische in elektrische Signale umwandeln können.

Die Nervenzellen bilden komplexe Netzwerke, in denen sich normalerweise hemmende und erregende Einflüsse im Gleichgewicht befinden. Prozesse des Denkens, Fühlens und Handelns führen zwar zu Aktivierungen in solchen Netzwerken, sie sind aber immer auch von der Aktivität hemmender Neuronen begleitet und so auf eine sinnvolle Funktion begrenzt. Bei einem Anfall kommt es jedoch vorübergehend zu einer übermäßigen Erregungstätigkeit, die auf einen Teil des Hirns begrenzt sein oder praktisch das gesamte Großhirn erfassen kann. Unter ungünstigen Umständen, zum Beispiel bei einem erheblich zu niedrigen Blutzucker, kann bei jedem Menschen ein Anfall ausgelöst werden.

Bei einer Epilepsie liegt eine Erkrankung vor, die das Gleichgewicht zwischen Hemmung und Erregung innerhalb dieser Netzwerke labiler macht. Dadurch können zu unvorhersagbaren Zeiten und ohne äußere Anlässe Anfälle auftreten. Die Störung dieses Gleichgewichts kann durch Veränderungen bei der Produktion von Transmittern, Änderungen im Verhalten der Rezeptoren oder einen Mangel an hemmenden Nervenzellen in bestimmten Hirnregionen bedingt sein. Dahinter können genetische Faktoren stehen, aber auch Ereignisse, die das Gehirn schädigen, wie Störungen der Blut- oder Sauerstoffversorgung, Unfallverletzungen oder Tumoren. Es gibt also keine einheitliche Ursache, der Anfall ist nur ein Symptom einer Reihe von Störungen, die das Verhalten einzelner Nervenzellen oder von Gruppen von Nervenzellen zeitweise beeinflussen. Wie ein Anfall aussieht, hängt kaum von der Ursache der Erkrankung ab, sondern hauptsächlich von dem Gehirnteil, von dem er ausgeht.

Mithilfe der Elektroenzephalographie (EEG, Seite 44) können Ströme, die das Gehirn bei seiner Tätigkeit erzeugt, aufgezeichnet werden. Vor seiner Entdeckung durch den Jenaer Arzt Hans Berger (1928) wusste man nicht genau, wie epileptische Anfälle entstehen. Obwohl der amerikanische Arzt Hughlings Jackson bereits vor mehr als 100 Jahren die richtige Vermutung hatte, fehlten Möglichkeiten, diese zu beweisen. Bei bestimmten Anfallsformen wie den Absencen wusste man nicht einmal sicher, dass es sich dabei um epileptische Anfälle handelt. Heute weiß man durch experimentelle Untersuchungen an Nervenzellkulturen und Versuchstieren relativ genau, was sich bei einem Anfall abspielt.

Nervenzelle (Neuron): Die Zelle kann am Zellkörper (Soma) und an den Dendriten Informationen von anderen Neuronen sammeln, verarbeiten und über ihr meist verzweigtes Axon weitergeben.

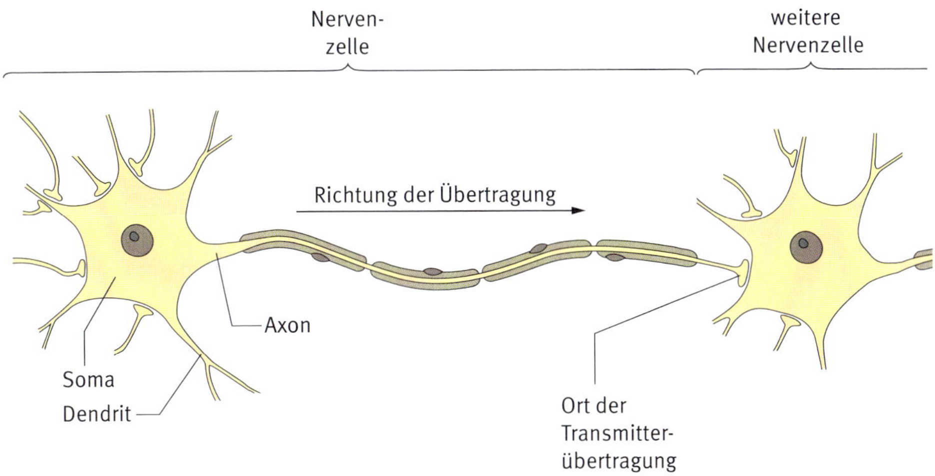

nach: Schünke M, Schulte E, Schumacher U. PROMETHEUS LernAtlas, Grafiken: Voll M, Wesker K; Thieme; 2022

Durch diese Experimente konnte auch eine zunehmende Zahl von Medikamenten entwickelt werden, die zur Behandlung von Epilepsien eingesetzt werden können. Allerdings gibt es in der Regel keine wissenschaftliche Antwort auf die Frage, warum ein Anfall gerade in einem bestimmten Moment auftritt und zu anderen Zeitpunkten nicht.

Verschiedene Anfallsformen

Epileptische Anfälle sehen nicht bei allen Betroffenen und nicht jedes Mal gleich aus. Je nachdem, welche Anteile des Gehirns am Anfall beteiligt sind, kommen verschiedene Anfallssymptome und Verläufe zustande. Für die Diagnosestellung, aber auch für die Wahl der geeigneten Behandlung ist es sehr wichtig, welche Anfallsformen bei Ihrem Kind auftreten. Sie werden sehen, dass sich einige Anfallsformen nur durch einige Details unterscheiden, die genau beobachtet werden müssen. Daher versuche ich hier, die wichtigsten Merkmale der verschiedenen Anfälle genau zu beschreiben, damit Sie wissen, worauf Sie achten sollten.

Große und kleine Anfälle

Früher unterschied man nur zwischen »großen« und »kleinen« Anfällen. Als große Anfälle wurden Anfälle bezeichnet, bei denen Betroffene bewusstlos zu Boden stürzen und Krämpfe oder Zuckungen zeigen. Alle weniger dramatischen Anfälle, von denen es eine große Vielfalt gibt, wurden als »kleine Anfälle« bezeichnet. Gerade in den sehr verschiedenartigen kleinen Anfällen liegt eines der wichtigsten Merkmale, anhand deren die einzelnen Epilepsieformen unterschieden werden können. In vielen Gesprächen mit Eltern erkrankter Kinder erlebte ich, dass es oft ganz verschiedene Vorstellungen über große und kleine Anfälle gibt. Manchmal werden längere Anfälle als »groß« und nur Sekunden dauernde, kurze Anfälle als »klein« bezeichnet. Bei exakter Beschreibung wären beides aber nur kürzere »kleine« Anfälle gewesen, weil keine Bewusstlosigkeit eingetreten ist. Setzt sich das in den Behandlungsakten fort, ist der Fehleinschätzung der Erkrankung Tür und Tor geöffnet. Die Bezeichnung »kleine« Anfälle sollte man ganz vermeiden und viel besser die im Folgenden erläuterten Begriffe verwenden. Der »große Anfall« hingegen hat seine eigene Bedeutung, bei richtiger Anwendung des Begriffs ist nichts gegen seine Benutzung einzuwenden.

Unterschied: generalisierte und fokale Anfälle (Herdanfälle)

Die Einteilung in generalisierte und fokale (herdförmige) Anfälle ist heute das wichtigste Unterscheidungsmerkmal verschiedener Gruppen von Anfällen. Generalisiert bedeutet, dass beide Hälften des Großhirns gleichzeitig am Anfallsgeschehen beteiligt sind, bei Herdanfällen kann es eine Hirnhälfte oder nur ein Teil davon sein. Bei einem generalisierten Anfall ist das Bewusstsein ausgeschaltet, Ihr Kind bekommt vom Anfallsgeschehen überhaupt nichts mit. Bei Herdanfällen kann das Bewusstsein ganz oder teilweise erhalten sein, weil die unbeteiligte Hirnhälfte weiterarbeitet. Die Unterscheidung von Herdanfällen und generalisierten Anfällen ist für die Diagnosestellung und Behandlung äußerst wichtig. Bei der Beschreibung der Anfalls- und Epilepsieformen werde ich immer wieder auf diese Unterscheidung eingehen.

Der »große« Anfall (generalisierter tonisch-klonischer Anfall)

Der große Anfall ist das, was man sich gemeinhin unter einem epileptischen Anfall vorstellt. Er wurde lange auch als »Grand mal« (frz. »großes Übel«) bezeichnet. In den letzten Jahren hat sich die exaktere Bezeichnung »generalisierter tonisch-klonischer Anfall«, abgekürzt GTKA (in englischen Texten GTC) durchgesetzt. Das Kind fällt um und verliert das Bewusstsein. Mit dem Beginn des Anfalls setzt eine Verkrampfung der gesamten Muskulatur ein. Die Muskeln in Armen und Beinen, Gesicht und Rumpf werden stark angespannt. Die Muskelspannung bezeichnet man in der Medizin als Tonus, deswegen heißt diese am Beginn des Anfalls stehende Phase »tonische Phase«.

Tonische Phase

Während der tonischen Phase können die Betroffenen meistens nicht richtig atmen, da auch die Atemmuskulatur am Krampfgeschehen beteiligt ist. Dadurch entsteht ein Sauerstoffmangel, der an einer bläulichen Verfärbung der Haut und der Lippen erkennbar wird; er führt aber niemals zum Ersticken. Manchmal kommt es durch den plötzlichen Krampf der Kaumuskulatur zu einem Biss in die Zunge oder die Wangenschleimhaut. Auch ein plötzliches heftiges Ausatmen kann zu einem Geräusch, manchmal einem Schrei, führen. Die tonische Phase dauert nicht länger als 15 bis 30 Sekunden an, bei kleineren Kindern ist sie oft noch viel kürzer. Anschließend geht die Verkrampfung der Muskulatur in einzelne Zuckungen über. Die Atmung setzt dann auch wieder ein, manchmal stoßweise, manchmal auch mit Geräuschentwicklung.

Klonische Phase

Die Phase der Zuckungen wird als klonische Phase (griech. *klonos* »Zuckung«) bezeichnet. Diese Zuckungen können an Armen und Beinen gleichzeitig, aber auch unabhängig auftreten. Die klonische Phase dauert zwischen 30 Sekunden und mehrere Minuten an. Am Ende der klonischen Phase nimmt der Abstand zwischen den Zuckungen zu, schließlich hören sie auf, die Betroffenen bleiben aber meistens bewusstlos.

Nachschlaf

Die Bewusstlosigkeit geht dann in einen Nachschlaf über, aus dem die Betroffenen erst einmal schwer zu wecken sind. Ein Erwecken sollte auch nicht versucht werden, denn das Gehirn braucht diesen Schlaf, um sich von dem Anfall zu erholen.

Die meisten großen Anfälle dauern weniger als drei Minuten. Besonders beim ersten Anfall erschrecken die Eltern durch die dramatischen Symptome sehr. Der Anfall kommt einem »wie eine Ewigkeit« vor, die Anfallsdauer wird daher oft überschätzt. Bei der Angabe der Anfallsdauer, die für die Beurteilung des Behandlungserfolgs wichtig sein kann, wird übrigens der Nachschlaf nicht mitgezählt.

Begleitsymptome

Beim großen Anfall kommt es häufig zu Begleitsymptomen, die sich jedoch alle durch die starke Verkrampfung der Muskulatur erklären. Es kann zur Ausscheidung von Stuhl oder Urin kommen. Die stoßweise Atmung kann zusammen mit einer erhöhten Speichelproduktion zu einem Aufschäumen von Speichel im Mundbereich führen.

Große Anfälle können plötzlich, ohne jegliche Vorzeichen auftreten. Manche Patienten haben vor einem Anfall ein Vorgefühl, das man als Aura bezeichnet. Die Anfälle können auch nachts aus dem Schlaf heraus auftreten. Anfälle im Schlaf nehmen die Eltern oft durch Geräusche aus dem Kinderzimmer wahr. Aber auch Einnässen oder Blutspuren auf dem Kopfkissen (Zungenbiss) können Zeichen nachts abgelaufener Anfälle sein.

Trotz der erheblichen Symptome, Krämpfe und Zuckungen ist so ein Anfall schmerzlos. Da das Bewusstsein völlig erloschen ist, bemerkt Ihr Kind nichts von dem Anfall und kann sich auch an nichts erinnern. Allerdings können die Krämpfe einen schmerzhaften Muskelkater verursachen, den das Kind spürt, wenn es aus dem Nachschlaf wieder erwacht.

Eine der Gefahren, die von einem großen Anfall ausgehen, ist vor allem die Verletzungsgefahr. Eine Verletzung kann beim Sturz selbst auftreten, aber auch während des Krampfablaufs durch herumliegende Gegenstände. Das Wegräumen solcher Gegenstände ist die wichtigste Hilfsmaßnahme, die Sie leisten können, wenn Ihr Kind einen Anfall erleidet.

Absencen

Absencen sind kurz andauernde Störungen des Bewusstseins. Im Augenblick der Absence ist die Wahrnehmung und die Handlungsfähigkeit des Kindes unterbrochen. Das Kind bemerkt nichts von der Absence, der Augenblick existiert im Bewusstsein Ihres Kindes nicht. Tätigkeiten wie Schreiben oder Malen werden während der Absence unterbrochen, das Kind hält kurz inne, um dann genauso weiterzumachen, als wäre nichts passiert. Das Gleichgewicht und die Atmung bleiben während des Anfalls unbeeinträchtigt, Ihr Kind fällt also *nicht* um. Absencen werden, weil beide Hirnhälften betroffen sind und dadurch das Bewusstsein ausgeschaltet ist, zu den generalisierten Anfällen (Seite 12) gerechnet.

Häufig verändert sich während einer Absence der Gesichtsausdruck: Die Mimik erschlafft, der Blick wirkt leer, manchmal auch starr. Manche Kinder verdrehen während der Absence die Augen, meistens nach oben. Gelegentlich sieht man auch kleine Zuckungen der Augenbrauen oder der Finger, der Kopf kann bei längeren Absencen etwas absinken. All diese Symptome können auftreten, müssen es aber nicht.

Absencen dauern nur wenige Sekunden an. Eine Anfallsdauer von 30 Sekunden ist bereits ungewöhnlich lang, eine Dauer über eine Minute kommt kaum vor. Es gibt keine Vorzeichen und keinen Nachschlaf. Absencen beginnen plötzlich und enden plötzlich. Alle Anfälle, die von diesem Muster abweichen, sind keine Absencen. Über die Verwechslungsmöglichkeiten werde ich im Kapitel »Herdanfälle« (Seite 17) eingehen.

Absencen werden oft mit verträumter Abwesenheit verwechselt. Jedes Kind kann in Tagträumen und Gedanken versinken, sodass es auf seine Umgebung wie abwesend wirkt. In dieser Situation verändert sich aber die Mimik des Kindes nicht wie bei einer Absence, Bewegungen werden nicht mittendrin unterbrochen und auf energisches Ansprechen reagiert das Kind doch. Meistens kann das Kind auch erzählen, womit es sich gerade in Gedanken beschäftigt hat.

Das alles ist bei einer Absence anders, das Kind träumt und denkt nicht während des Anfalls, es gibt keine bewusste Wahrnehmung und keine Reaktion auf Ansprache, es sei denn, sie fällt zufällig mit dem Ende des Anfalls zusammen. Außerdem dauern Tagträume meistens länger als 30 Sekunden.

Myoklonische Anfälle

Myoklonische Anfälle (von myoklonus: Muskelzuckung) sind kurze einzelne Zuckungen. Die Anfallsdauer ist sehr kurz, meistens unter einer Sekunde. Je nach Alter des Kindes sehen myoklonische Anfälle unterschiedlich aus. Beim Kleinkind findet die Zuckung oft an Armen und Beinen gleichzeitig statt, meistens aber in den Armen betont. Bei Beteiligung der Beine kann es im Stehen oder Gehen zum Sturz kommen.

Im Jugendalter treten myoklonische Anfälle in anderer Form auf. Hier ist die Zuckung in der Regel auf die Arme beschränkt, es kommt also nicht zum Sturz. Oft werden dabei Gegenstände fallen gelassen, manchmal auch weggeschleudert. Diese Anfälle werden auch als »myoklonisch-impulsive« Anfälle bezeichnet. Sie treten nicht so häufig auf wie die myoklonischen Anfälle des Kleinkindes.

Sie wundern sich über die Lücke zwischen Kleinkind und Jugendlichem? In der Tat treten Epilepsien mit myoklonischen Anfällen kaum zwischen sechs und zwölf Jahren neu auf. Myoklonische Anfälle, die vorher begonnen haben, können aber weiter bestehen.

Neben diesen, beide Körperhälften und damit beide Hirnhälften betreffenden, also »generalisierten« myoklonischen Anfällen gibt es seltenere auch myoklonische Anfälle die nur von einer Hirnhälfte ausgehen, also zu den Herdanfällen (Seite 17) zu rechnen sind. In diesem Fall tritt die Zuckung an der gegenüberliegenden Körperhälfte auf, also nur an einem Arm oder einem Bein, im Extremfall kann es auch nur der Mundwinkel oder ein Finger sein. Solche Herdanfälle sind nicht altersgebunden, sie treten bei bestimmten Herdepilepsien auf.

Myoklonische Anfälle kommen tagsüber und aus dem Schlaf heraus vor. Die myoklonischen Anfälle des Jugendlichen treten besonders in den Morgenstunden auf. Nächtliche myoklonische Anfälle können mit völlig normalen Schlafzuckungen verwechselt werden. Bei Kindern, die ausschließlich Zuckungen im Schlaf zeigen, ist es daher äußerst fraglich, ob überhaupt eine Epilepsie vorliegt. Es erfordert weitere Befunde, die die Diagnose rechtfertigen.

Myoklonisch-atonische Anfälle

Myoklonisch-atonische Anfälle sind durch eine Zuckung mit einer kurzen, anschließenden Erschlaffung der betroffenen Muskulatur gekennzeichnet. Diese Zuckung führt dadurch meistens zum Sturz, besonders, wenn das Kind gerade läuft. Dieser Anfallstyp wurde lange als »myoklonisch-astatisch«, also als myoklonischer Anfall mit Verlust des Stands, bezeichnet. Meistens ist der Anfall schon zu Ende, wenn das Kind am Boden aufkommt, es steht sofort wieder auf, wenn der Sturz nicht allzu schmerzhaft war. Da der Sturz selbst noch innerhalb der Anfallsdauer liegt, ist das Kind nicht in der Lage, sich durch Reflexbewegungen während des Sturzes zu schützen. Es versucht nicht, sich auf den Armen abzustützen, dadurch kommt der Kopf oft auf dem Boden auf. Die Verletzungsgefahr beim Sturz und die Häufigkeit der Anfälle, meistens mehrfach am Tag, machen Epilepsien mit myoklonisch-atonischen Anfällen zum Problem.

Myoklonisch-atonische Anfälle sind die typische Anfallsform des sogenannten Doose-Syndroms (Seite 29). Diese Erkrankung ist selten und tritt in der Regel zwischen dem 2. und 5. Lebensjahr auf.

Tonische Anfälle

Tonische Anfälle (von tonus: Muskelspannung) sind Anfälle, bei denen eine Veränderung der Körperhaltung mit starker Muskelanspannung im Vordergrund steht. Das läuft wesentlich langsamer ab als die Zuckung eines myoklonischen Anfalls, außerdem liegt der Schwerpunkt des Anfallgeschehens auf der Rumpf- und Halsmuskulatur und weniger auf Armen und Beinen. Die Arme und Beine können gestreckt oder gebeugt werden, dabei kommen Mischungen vor, zum Beispiel dass die Beine gestreckt und die Arme gebeugt werden.

Symmetrisch-tonische Anfälle

Tonische Anfälle können symmetrisch sein, also ohne sichtbare Seitenunterschiede und ohne drehende Bewegung ablaufen. Diese Form tonischer Anfälle zählt zu den generalisierten Anfällen und kommt nur selten und dann vorwiegend bei sehr schweren Erkrankungen vor. Ihre Dauer reicht von Sekundenbruchteilen bis zu einer Minute.

Ganz kurze tonische Anfälle können wie ein Sturz erscheinen, wenn sie im Stehen oder Gehen auftreten. Oft sind diese Stürze, wenn eine tonische Streckung der Beine und eine Vorwärtsbewegung des Rumpfes dabei ist, besonders heftig. Die Betroffenen können im Sturz keine Bewegungen ausführen, die den Aufprall mildern könnten. Daher sind auch tonische Anfälle mit einer Verletzungsgefahr verbunden. Oft treten tonische Anfälle aus dem Schlaf heraus auf, hier kommt es meistens zu einer kurzen Aufrichtung des Rumpfes und zum Strecken von Armen und Beinen.

Asymmetrisch-tonische Anfälle

Neben den symmetrischen tonischen Anfällen kommen auch asymmetrisch-tonische Anfälle vor. Hier findet die tonische Muskelanspannung nur in einer Körperhälfte statt, es kommt zu einer Drehbewegung des Kopfes und Rumpfes (Versivanfall) oder zum Strecken und Beugen eines Arms oder eines Beins. Teilweise können durch Kombinationen von Bewegungen bizarr wirkende Körperhaltungen auftreten. Meistens werden diese Anfälle in den vorderen Partien des Großhirns (Frontalhirn) ausgelöst und sind Bestandteil von Herdepilepsien (Seite 17).

Epileptische Spasmen (BNS-Anfälle)

Epileptische Spasmen, auch als »Blitz-Nick-Salaam«(BNS)-Anfälle, international als »infantile spasms« bezeichnet, sind eine typische Anfallsform des Säuglingsalters. Sie treten vorwiegend im Rahmen des sogenannten West-Syndroms (Seite 32) auf.

Bei dieser Anfallsform werden meist Nacken und Kopf gebeugt, was oft von einer ruckartigen Armbewegung nach vorn begleitet wird. Manchmal kommt eine Beugung des gesamten Rumpfes hinzu. Früher wurden diese Anfälle in einer bildreichen Sprache beschrieben. War vorwiegend die Nackenmuskulatur betroffen, wurden sie als Nickanfälle bezeichnet, die Rumpfbeugebewegungen als Salaam-Krämpfe, weil sie Ähnlichkeit mit einer Verbeugung zeigen. Diese Begriffe sind teilweise noch in Gebrauch.

Epileptische Spasmen treten fast immer in Serien auf. Zwischen den einzelnen Spasmen liegen Zeiten von einigen Sekunden bis über eine Minute, die Serien können sich über Zeiträume bis über 15 Minuten erstrecken. Die Kinder sind dabei bei Bewusstsein, oft weinen oder schreien sie während der Anfallsserie. Oft werden die Anfälle, besonders am Anfang der Erkrankung, mit krampfartigen Bauchschmerzen verwechselt, wobei die Kinder sich in ähnlicher Weise bewegen und weinen oder schreien. Das kann die richtige Diagnosestellung in vielen Fällen verzögern.

Atonische Anfälle

Atonische Anfälle sind ein Gegenstück zu tonischen Anfällen. Sie bestehen in einer kurzen Erschlaffung der Muskulatur und treten nur bei wenigen Epilepsieformen auf. Es kommt zu einer in der Regel symmetrischen Erschlaffung der gesamten Muskulatur. Sitzt das Kind, so fällt meistens der Oberkörper nach vorn, bei sehr kurzen atonischen Anfällen nur der Kopf. Das wird auch als »head drop attack« bezeichnet oder als Nickanfall. Da beides auch tonische Anfälle bezeichnen könnte, sollten diese Begriffe nicht mehr verwendet werden. Auch hier ist eine genaue Klassifikation der Anfälle oft nur durch ein Zeitlupen-Video oder durch gleichzeitige Messung von EEG und Muskelaktivität möglich.

Auch atonische Anfälle können zum Sturz führen, dies ist bei einer Anfallsdauer von mehr als einer halben Sekunde der Fall. Eine Verletzungsgefahr ist auch hier gegeben. Sie ist aber nicht ganz so hoch wie bei tonischen Stürzen, da oft der Anfall schon zu Ende ist, bevor der Boden erreicht wird und schützende Reflexbewegungen daher manchmal noch möglich sind.

Sturzanfälle

Dieser Begriff wird oft noch verwendet, man beschreibt damit Anfälle, die zum Sturz führen, aber unmittelbar nach dem Sturz auch wieder beendet sind. Hinter den Sturzanfällen können sich tonische, atonische oder myoklonische Stürze verbergen, diese Anfallsformen wurden in den vorangegangenen Abschnitten beschrieben. Die Bezeichnung »Sturzanfall« ist für die Medizin eigentlich zu ungenau, Sie dürfen ihn natürlich zur Beschreibung von Anfällen verwenden.

Herdanfälle (fokale Anfälle)

Herdanfälle sind Anfälle, die nur von einer Hirnhälfte ausgehen, die andere Hirnhälfte arbeitet, zumindest zu Beginn des Anfalls, weiter. Herdanfälle können sehr unterschiedlich aussehen, je nachdem an welcher Stelle des Gehirns der Anfall beginnt. Bei einem Kind können auch mehrere Herde vorkommen, was zu einem bunten Bild verschiedener Anfallsformen führt. Gemeinsam ist den Herdanfällen, dass sie in einem begrenzten Bereich des Gehirns (Abb. Seite 18) anfangen und sich während des Ablaufs des Anfalls auf andere Hirnstrukturen ausbreiten können (aber nicht müssen). Auch ein Übergang in einen generalisierten tonisch-klonischen Anfall (Seite 13) ist möglich.

Beim Herdanfall (linke Abb. Seite 18) beteiligt sich nur eine umgrenzte Hirnstruktur am Anfall. Die Aktivität kann sich entweder entlang der Hirnrinde oder auf den vorgegebenen Leitungsbahnen ausbreiten und auf andere Hirnstrukturen übergreifen.
Bei einem generalisierten Anfall kommt es gleichzeitig zu einer Erregung beider Großhirnhälften (rechte Abb. Seite 18), dabei

kommt es zu Wechselwirkungen zwischen der Großhirnrinde und den darunter liegenden Kerngebieten.

Diese Ausbreitung auf andere Hirnstrukturen bewirkt einen Wechsel der Symptome im Verlauf des Anfalls. Nach dem Anfallsbeginn kommen immer mehr Zeichen des Anfalls hinzu und bilden sich auch wieder zurück, aber nicht in genau umgekehrter Reihenfolge. Das Bewusstsein ist bei einem Herdanfall erhalten, Funktionen des Wahrnehmens, Denkens, Handelns, Sprechens oder das Gedächtnis können im Verlauf des Anfalls jedoch stark gestört werden. Für die Diagnostik und Behandlung ist es wichtig, wo die Anfälle beginnen. Wegen der beschriebenen Neigung zur Ausbreitung des Anfallsablaufs im Gehirn sind oft nur die ersten Symptome des Anfalls ein Hinweis auf den genauen Entstehungsort. Oft wird eine Einteilung in einfache und komplexe Herdanfälle benutzt.

- »Einfach« bedeutet, dass keine Bewusstseinsstörung auftritt,
- »komplexe Herdanfälle« sind mit einer Bewusstseinsstörung verbunden.

Auch das hängt davon ab, welche Hirnstrukturen während des Ablaufs in das Anfallsgeschehen involviert sind. Vom Krankheits-

Herdanfälle und generalisierte Anfälle: Herdanfälle (links) beginnen in einem begrenzten Hirnareal, können sich aber ausbreiten. Generalisierte Anfälle (rechts) betreffen beide Großhirnhälften.

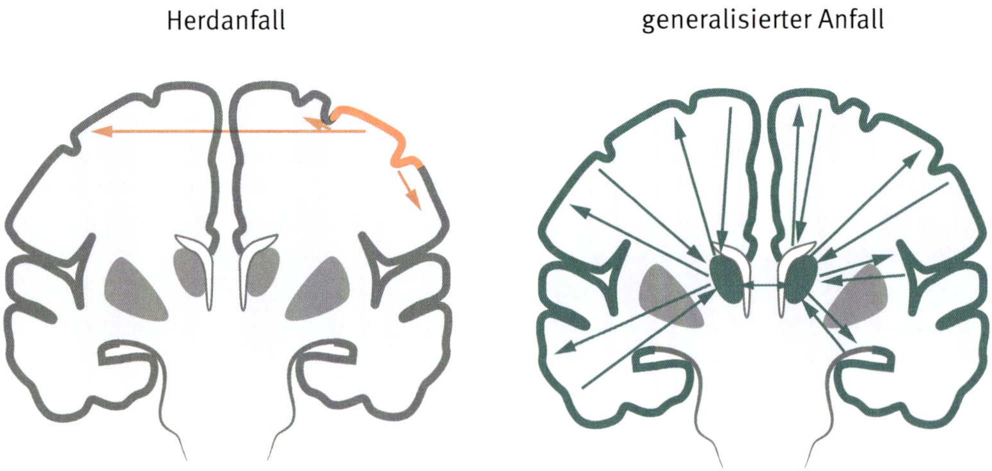

Schwegler J, Lucius R, Hrsg. Der Mensch – Anatomie und Physiologie. 7., überar. Auflage. Stuttgart: Thieme; 2021

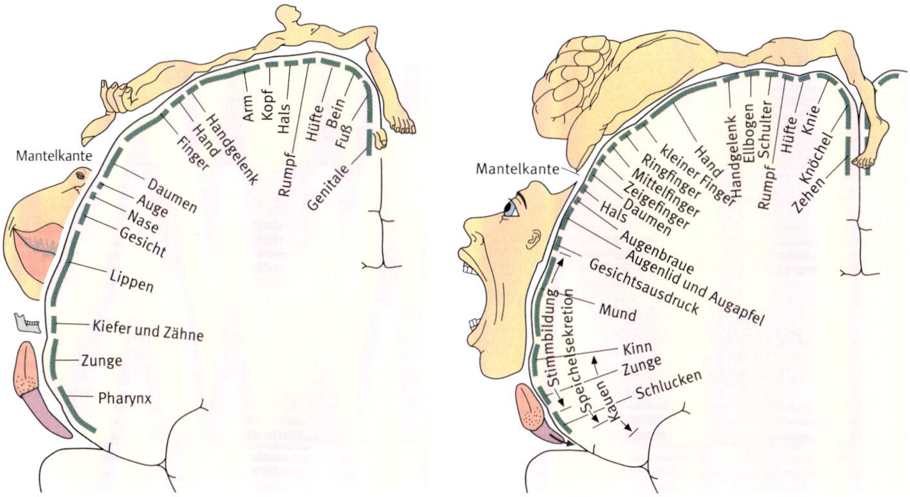

Repräsentation des Körpers im Gehirn: links die sensiblen, rechts die motorischen Areale. Gesicht und Hände sind durch mehr Nervenzellen repräsentiert als der restliche Körper.

mechanismus her ergibt so eine strikte Trennung wenig Sinn, es gibt hier fließende Übergänge und manchmal auch ein wechselndes Bild von Anfall zu Anfall beim selben Kind. Lebenspraktisch ist es aber von Bedeutung, ob das Kind während eines Anfalls bei der Ausübung bestimmter Tätigkeiten noch reaktionsfähig ist oder nicht. Deshalb stelle ich Ihnen die wichtigsten Symptome bei Herdanfällen vor.

Sinneswahrnehmungen bei Herdanfällen (sensorische Symptome)

Herdanfälle mit Sinneswahrnehmungen treten auf, wenn Herde in für die Wahrnehmung von Sinneseindrücken bestimmten Hirnregionen liegen (Abb. oben). Liegt der Herd im Sehhirn, können diese Anfälle zur Wahrnehmung von Lichtblitzen, Farben oder Mustern führen. Ungewöhnlicher sind kompliziertere optische Wahrnehmungen wie Halluzinationen von Personen oder Gegenständen. Herdanfälle des Gehörs führen zu Geräuschwahrnehmungen. Herdanfälle der Körperwahrnehmung bestehen oft in einem Kribbeln in einem Körperteil (oft allerdings gefolgt von motorischen Symptomen). Auch im Geruchssinn können sich Herdanfälle abspielen.

Äußerlich ist bei so einem Anfall nicht viel zu erkennen. Das Bewusstsein ist zwar erhalten, jüngere Kinder können aber oft nicht beschreiben, was geschieht. Oft zeigen sie nur ängstliche Reaktionen und suchen Schutz bei einem Elternteil. Die Dauer solcher Anfälle liegt meistens im Sekundenbereich.

Motorische Symptome bei Herdanfällen

Motorische Symptome treten auf, wenn das Anfallsgeschehen in Hirnstrukturen stattfindet, die Bewegungen steuern. Das sind vor allem die Zentralwindungen, die eine strenge Zuordnung zwischen Hirnregion und Körperteil aufweisen. In der Abbildung (Seite 19) wird deutlich, dass für Hand und Gesicht viel mehr Gehirnanteile verwendet werden, als es ihrem Größenanteil im Körper entspricht.

Bei Anfällen treten motorische Symptome bevorzugt an Körperteilen auf, die im Gehirn mit Hirnanteilen repräsentiert sind. Die Bewegung selbst kann in Form einer Streckung oder Beugung oder in Form von Zuckungen ablaufen. Die motorischen Symptome treten auf der Gegenseite des Herdes im Gehirn auf, da sich die Leitungsbahnen zwischen Gehirn und Körper kreuzen. Oft wird die Ausbreitung des Anfalls auf benachbarte Hirnregionen als Ausbreitung der Bewegung auf immer mehr Körperteile beobachtet. Diese Anfälle bezeichnet man auch nach ihrem Erstbeschreiber als Jackson-Anfall.

Die Kombination aus sensorischen und motorischen Symptomen an einem Körperteil kommt häufig vor, zum Beispiel ein Anfall mit Kribbeln und Zuckungen an einem Arm gleichzeitig oder direkt nacheinander. Motorische Symptome, die nicht direkt aus den Zentralwindungen des Gehirns stammen, sondern aus Strukturen mit übergeordneten Funktionen, können sich als viel komplexere Bewegungsabläufe darstellen. Das betrifft vor allem Anfälle, die im Frontallappen (Seite 22) oder im Temporallappen (nächster Abschnitt) des Gehirns entstehen. Motorische Symptome sind relativ leicht zu beobachten, weil sie direkt sichtbar sind.

Vegetative Symptome

Vegetative Symptome betreffen den Teil des Nervensystems, der die Grundfunktionen des Körpers wie Atmung, Blutdruck oder Verdauung steuert. Im Anfall treten Symptome wie Pupillenerweiterung, Herzrasen, Gesichtsrötung, Schweißausbrüche, Speichelfluss, Gänsehaut oder Übelkeit und Erbrechen auf. Diese Symptome sind oft eine Begleiterscheinung bei einem Anfall, der durch sensorische und motorische Symptome auffällt.

Herdanfälle sind ganz schwer als epileptische Anfälle zu erkennen, wenn im Anfall ausschließlich vegetative Symptome auftreten. Oft wird die Epilepsie hier erst erkannt, wenn auch andere, eindeutig zu einer Epilepsie gehörige Anfälle aufgetreten sind. Alle diese Symptome können auch Zeichen anderer vegetativer Störungen oder einfach einer Überanstrengung sein. Man kann sie auch nur als Anfall werten, wenn sie ohne erkennbaren Anlass plötzlich und unverhofft auftreten. Epilepsien mit ausschließlich vegetativen Anfällen sind äußerst selten.

Herdanfälle des Schläfenlappens (Temporallappen)

Im Schläfenlappen (Temporallappen, Abb. Seite 21) sind wichtige Funktionen des Gedächtnisses, der Sprache und der Gefühls- und Wahrnehmungswelt lokalisiert. Entsprechend kompliziert sind die dabei entstehenden Symptome. Sie hängen auch davon ab, in welchem Teil des Schläfenlappens der Anfall entsteht. Häufig beginnen diese Anfälle mit einer Aura (Seite 22), die als eigenartige Gefühlswahrnehmung im Bauch beschrieben wird. Schläfenlappenanfälle sind mit einer Störung des Bewusstseins verbunden, in die die Betroffenen langsam »eintauchen« und dann später langsam wieder die Orientierung gewinnen. Dadurch unterscheiden sie sich deutlich von den Absencen (Seite 14), die immer plötzlich beginnen und enden. Außerdem ist das Bewusstsein und die Wahrnehmung beim Schläfenlappenanfall meistens teilweise erhalten, obwohl die Betroffenen dann oft nicht zu einer Reaktion, zum Beispiel auf Ansprache, fähig sind.

Äußerlich beobachtet man eine Unterbrechung der gerade ausgeführten Handlungen. Manchmal wirken die Betroffenen ängstlich oder erregt. Gefühlsäußerungen wie Wut, Angst, Ärger, aber auch Lachen kommen vor. Diese sind oft von vegetativen Symptomen wie Gesichtsrötung, erhöhtem Speichelfluss oder Erbrechen begleitet. Anspannungen von Muskeln oder Zuckungen sind oft Bestandteil des Temporallappenanfalls. Sehr häufig treten hier jedoch motorische Symptome auf, die nicht aus Zuckungen bestehen. Das sind zum Beispiel Schmatzen, Räuspern, Hüsteln, Schlucken, Nesteln an der Kleidung oder In-den-Mund-Stecken von Fingern oder Gegenständen. Auch komplexere Abläufe wie Aus-dem-Raum-Laufen, Händewaschen oder Ausziehen von Kleidungsstücken kommen vor. Manchmal werden auch Lautäußerungen, wie wirres Reden, Schreien oder Schimpfen, beobachtet.

Bezeichnungen der Großhirnregionen. Herdanfälle werden nach dem Ort ihrer Entstehung benannt, z. B. Temporallappen-Anfälle.

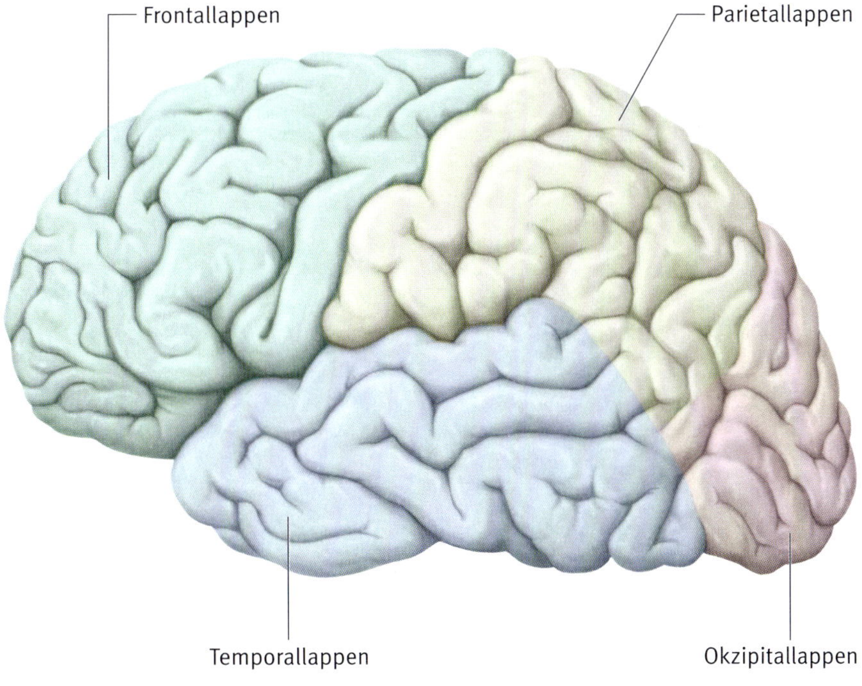

In den ersten Lebensjahren, besonders im Säuglingsalter, können die Zeichen eines solchen Anfalls sehr gering ausgeprägt sein. Oft bemerkt man nur, dass das Kind eine Zeitlang nicht reagiert, die Anfälle können also einer Absence sehr ähnlich sein.

Herdanfälle des Frontallappens
Herdanfälle des Frontallappens (die vorderen Anteile des Großhirns, Abb. Seite 21) sind oft schwer als epileptische Anfälle zu erkennen. Das Bewusstsein ist oft klarer als bei den Schläfenlappenanfällen. Die betroffenen Kinder und Jugendlichen können häufig sehr genaue Angaben darüber machen, was sie im Anfall empfunden haben, obwohl sie während des Anfalls nicht angemessen reagieren konnten. Der Frontallappen ist eine sehr komplizierte Hirnstruktur, die in viele Denk-, Handlungs- und Bewegungsabläufe eingebunden ist. Dadurch können die Anfälle aus sehr verschiedenen Komponenten bestehen.

Häufig werden im Anfall besondere Körperhaltungen eingenommen. Anheben der Arme sowie Drehbewegungen von Kopf und Körper führen oft zu bizarren Haltungen. Diese dauern Sekunden bis wenige Minuten an. Manchmal ist auch ein Bewegungsdrang, Strampeln oder Herumlaufen Zeichen des Anfalls. Lautäußerungen, zum Beispiel Schreien oder Wörter, Beschimpfungen, manchmal in ganzen Sätzen, kommen vor. Die Anfälle können als Wutausbruch oder als psychische Störung fehlgedeutet werden.

Oft treten frontale Anfälle aus dem Schlaf heraus auf. Man kann solche Zustände mit nächtlichen Angstzuständen oder Schlafwandeln verwechseln, beides sind Störungen, die mit einer Epilepsie nichts zu tun haben. Frontale Anfälle kommen oft gehäuft an einem Tag vor, anschließend gibt es mehrtägige oder gar mehrwöchige Pausen.

Was ist eine Aura?

Eine Aura (das griechische Wort bedeutet »Lufthauch«) ist ein Vorgefühl, das einige Sekunden vor einem Anfall auftritt. Dabei kann es sich um ein »komisches Gefühl im Bauch«, um angenehme oder unangenehme Gefühle oder gar um visionäre Eindrücke handeln. Wissenschaftlich gesehen ist eine Aura bereits ein Herdanfall, der noch auf ein eng umgrenztes Hirngebiet beschränkt ist und bei vollem Bewusstsein wahrgenommen wird. Erst wenn sich die Anfallsaktivität, wie bei den Herdanfällen (Seite 17) beschrieben, weiter ausbreitet, wird der Anfall als solcher wahrgenommen. Es gibt auch »isolierte Auren«, also eine Aura, die nicht anschließend in einen erkennbaren Anfall einmündet. Sie tritt auf, wenn der Anfall auf einen kleinen Ursprungsort beschränkt bleibt und sich nicht weiter im Gehirn ausbreiten kann.

Das Auftreten einer Aura ist immer ein Zeichen einer Herdepilepsie, auch wenn man das dem eigentlichen Anfallsgeschehen nicht ansieht. Die Symptome der Aura weisen oft auf den Ursprungsort des Anfalls hin. Für die Betroffenen hat die Aura den Vorteil, dass sie sich oft noch in Sicherheit bringen, sich hinsetzen oder hinlegen können und dadurch Unfälle vermeiden können.

Was ist ein Status epilepticus?

Ein Status epilepticus (hierfür gibt es keine deutsche Bezeichnung) ist ein Anfall, der nicht mehr von selbst endet. Früher war das eine der häufigsten Todesursachen bei Patienten mit Epilepsien, heute kann man einen Status epilepticus in den meisten Fällen mit Notfallmedikamenten (Seite 110) beenden. Man spricht heute von einem Status epilepticus bei einer Anfallsdauer von mehr als fünf Minuten oder bei einer Serie von Anfällen, bei der die Betroffenen zwischen den einzelnen Anfällen das Bewusstsein nicht wiedererlangen.

Ein Status epilepticus kann wie ein verlängerter großer Anfall aussehen. Die Krampferscheinungen können im Laufe des Status zu- und abnehmen. Der Status großer Anfälle ist lebensbedrohlich und erfordert eine akute Notfallbehandlung. Mit zunehmender Dauer erleidet das Gehirn Schäden, die bleibende Behinderungen zur Folge haben können. Was Sie in einer solchen Situation selbst tun können, ist im Kapitel »Für den Notfall« (Seite 108) beschrieben.

Es gibt auch einen Status epilepticus anderer Anfallsformen. Dabei wirkt das Kind verlangsamt, umdämmert, teilnahmslos, oft kommt es zu verstärktem Speichelfluss. Diese Zustände können tagelang andauern, oft sind sie nur durch ein EEG klar zu erkennen. Ein solcher Status epilepticus ist bei weitem nicht so gefährlich wie der Status großer Anfälle, kann aber bei längerer Dauer auch zu Einbußen der geistigen Leistungsfähigkeit führen. Auch hier gibt es die Möglichkeit, diesen Zustand durch Medikamente (Seite 110) abzubrechen.

Das Risiko eines Status epilepticus ist glücklicherweise nicht sehr hoch und er kommt bei einigen Epilepsieformen überhaupt nicht, bei anderen jedoch häufiger vor. Eine häufige Ursache ist jedoch, dass anfallssuppressive Medikamente nicht eingenommen werden. Das plötzliche Weglassen eines Medikaments kann nämlich Anfälle provozieren (Seite 52).

Nichtepileptische Anfälle

Neben den beschriebenen epileptischen Anfällen gibt es auch Anfälle, bei denen es zu Störungen der Funktion des Zentralnervensystems kommen kann, ohne dass eine Epilepsie vorliegt. Meistens entspricht ihr Ablauf keinem der beschriebenen Anfallstypen. Für die richtige Diagnosestellung ist auch hier der Ablauf des Anfalls die wichtigste Information. Hier einige Beispiele für nichtepileptische Anfälle, die besonders im Kindes- oder Jugendalter auftreten und manchmal zur Verwechslung führen:

Ihr Kind hat Anfälle, die hier nicht beschrieben sind?

Die wichtigsten und häufigsten Anfallsformen habe ich in diesem Kapitel beschrieben. Einige sehr seltene Anfallsformen habe ich weggelassen. Bei einigen Patienten treten Anfälle auf, die sich nach dem international gebräuchlichen Klassifikationssystem gar nicht einordnen lassen. Klassifikationen sind immer künstlich und daher gibt es Ausnahmen. In so einem Fall ist es besonders wichtig, dass Sie den Anfallsablauf genau beobachten und mit Ihrem Arzt oder Ihrer Ärztin besprechen.

Ohnmachten (Synkopen)

Ohnmachten kommen durch eine kurzzeitig unzureichende Hirndurchblutung zu Stande. Besonders bei schnell heranwachsenden Kindern und Jugendlichen kommt es oft zu Kreislaufstörungen, die bei längerem Stehen oder beim Aufstehen zu einer harmlosen Ohnmacht führen. Meistens berichten die betroffenen Kinder, dass ihnen kurz vorher schwindelig oder »schwarz vor Augen« wurde. Anschließend kommt es zu einer kurzen Bewusstlosigkeit mit Sturz. Im Liegen ist die Durchblutung des Gehirns wiederhergestellt. Ohnmachten dauern nur kurz, es ist möglich, dass es zu kurzzeitigen Zuckungen kommt. Nach dem Ende der Ohnmacht klart das Bewusstsein wieder sehr schnell auf. Im Gegensatz zum großen epileptischen Anfall (Seite 13) tritt nie eine tonische Verkrampfung und kein Nachschlaf auf. Ohnmachten können auch durch Schmerz oder durch psychische Erregung auftreten, die klassische »Theater-Ohnmacht«.

Affektkrämpfe

Affektkrämpfe kommen nur bei Kleinkindern vor. Durch Wut, Schmerz, Enttäuschung, ein weggenommenes Spielzeug oder im Streit mit Geschwistern tritt eine so massive Erregung ein, dass das Kind die Luft anhält. Manchmal werden die Muskeln dabei angespannt (»Affekt-Krampf«). Oft atmet das Kind so lange nicht, bis durch den Sauerstoffmangel eine bläuliche Verfärbung auftritt und es das Bewusstsein verliert. Durch den Verlust des Bewusstseins endet die Erregung und das Kind beginnt wieder zu atmen. Die Bewusstlosigkeit dauert nur kurz an, manchmal weinen die Kinder anschließend. Affektkrämpfe haben nichts mit einer Epilepsie zu tun. Man erkennt sie am Fehlen von Krampferscheinungen während der Bewusstlosigkeit und an der Situationsgebundenheit. Es handelt sich um eine harmlose Störung, die im Laufe der Entwicklung spontan verschwindet.

Nächtliche Angstzustände (Pavor nocturnus)

Nächtliche Angstzustände kommen meist beim Erwachen aus intensiven Traumphasen, ebenfalls bevorzugt bei Kleinkindern, vor. Die Kinder wachen auf, schreien oder weinen meistens und sind völlig verstört. Sie können dabei noch so in der Traumwelt verharren, dass sie ihre eigenen Eltern nicht erkennen und sich lange Zeit nicht beruhigen lassen. Im Gegensatz zu nächtlichen Anfällen treten jedoch keine Krampferscheinungen und keine abnormen Haltungsmuster auf. Trotzdem sollte bei gehäuftem Auftreten eine Ärztin oder ein Arzt befragt werden, denn die Angstzustände können auch Ausdruck starker seelischer Belastungen sein.

Psychogene Anfälle

Psychogene Anfälle sind Anfälle, die epileptischen Anfällen ähneln, aber nicht durch die beschriebenen Funktionsstörungen des Gehirns ausgelöst werden. Sie treten meist erst im Jugendalter auf, die betroffenen Kinder und Jugendlichen haben oft eine Vorgeschichte anderer psychischer oder psychosomatischer Symptome. Psychogene Anfälle ähneln meist »großen Anfällen«, also generalisierten tonisch-klonischen Anfällen (Seite 13). Die Anfallsdauer ist meist deutlich länger als bei epileptischen Anfällen, die meist nach zwei bis drei Minuten beendet sind.

Die Symptomatik (meist das Ausmaß von Zuckungen) nimmt dann oft immer wieder zu und ab, was für epileptische Anfälle äußerst ungewöhnlich ist. Während des Anfalls sind die Augen meist fest geschlossen, bei epileptischen Anfällen fast immer offen. Oft sind die Anfälle von einem dramatischen oder schmerzverzerrten Gesichtsausdruck begleitet, was bei einem generalisierten epileptischen Anfall durch die Bewusstlosigkeit der betroffenen Patienten nicht der Fall ist. In einem mitlaufenden Elektroenzephalogramm (EEG Seite 44) würden sich während des Anfalls keine epilepsietypischen Veränderungen zeigen.

Kinder und Jugendliche mit psychogenen Anfällen sind keine Simulanten, das Auftreten dieses Symptoms ist als Ausdruck einer schweren psychosomatischen Störung zu werten, die einer qualifizierten Behandlung bedarf. Die Behandlung besteht in einer meist langen Psychotherapie; Behandlungen mit Medikamenten wie bei einer Epilepsie haben hier keinen Sinn.

Fieberkrämpfe

Fieberkrämpfe haben eine Sonderstellung: Vom Ablauf her handelt es sich dabei um epileptische Anfälle, meistens sind es generalisierte Anfälle mit Bewusstseinsverlust und Krampferscheinungen, aber sie sind durch die erhöhte Temperatur ausgelöst.

Bei Kindern mit Fieberkrämpfen besteht eine Bereitschaft, auf einen Anstieg der Körpertemperatur mit einem Anfall zu reagieren. Das ist durch genetische Faktoren bedingt, die sonst keine Nachteile für das betroffene Kind haben. Diese Form der Anfallsbereitschaft ist auf die ersten Lebensjahre beschränkt, in zwei Drittel der Fälle tritt überhaupt nur ein einziger Fieberkrampf auf. Im Allgemeinen endet die Bereitschaft zu Fieberkrämpfen mit dem Schulalter. Mehr als fünf Fieberkrämpfe im ganzen Leben sind sehr ungewöhnlich. Es handelt sich daher um eine relativ harmlose Erscheinung der ersten Lebensjahre, die meistens keiner Behandlung bedarf.

Nicht immer handelt es sich bei Fieberkrämpfen um kurz dauernde und spontan endende Anfälle. Langandauernde Fieberkrämpfe müssen mit Medikamenten gestoppt werden. Daher wird in der Regel nach einem aufgetretenen Fieberkrampf ein Medikament verordnet, das man, ähnlich wie ein Zäpfchen, rektal verabreicht, wenn ein künftiger Anfall länger als fünf Minuten dauert. Das ist eine Sicherheitsmaßnahme, beim größten Teil der Kinder wird diese Verabreichung nie nötig werden. Trotzdem sollte nach einem Fieberkrampf eine gründliche ärztliche Untersuchung erfolgen, weil nicht jede Kombination aus Fieber und Anfall harmlos ist. Gelegentlich verbirgt sich auch eine Infektionskrankheit dahinter, die das Nervensystem befällt. Der Anfall ist dann eher ein Zeichen der Schädigung des Nervensystems als eine Folge des Fiebers. Beispiele hierfür sind Gehirnhautentzündungen oder Entzündungen des Gehirns selbst, die durch manche Bakterien und Viren ausgelöst werden und unbehandelt schwere Hirnschädigungen zur Folge haben können.

Selten beginnt auch eine Epilepsie mit einem Anfall im Rahmen eines Fiebers. Diese Anfälle sind nur schwer von Fieberkrämpfen zu unterscheiden, meistens stellt sich das Vorliegen einer Epilepsie erst dann heraus, wenn der erste Anfall ohne Fieber aufgetreten ist. Beispiele hierfür sind das Dravet-Syndrom (Seite 33) und die »generalisierte Epilepsie mit Fieberkrämpfen plus« (GEFS+).

Epileptische Syndrome und ihre Ursachen

Es gibt unterschiedliche Arten von Epilepsien, die verschiedene Ursachen und Symptome aufweisen. Auch die Behandlungsmöglichkeiten unterscheiden sich.

Ich habe bereits erläutert, wie es zur Entstehung von epileptischen Anfällen kommen kann (Seite 10). Bei einem Anfall handelt es sich um ein Ungleichgewicht von erregenden und hemmenden Signalen an einzelnen Nervenzellen oder Nervenzellverbänden. Viele Schädigungen oder Funktionsstörungen des Gehirns können ein solches Ungleichgewicht auslösen. Damit kann auch der gleiche Anfallstyp viele unterschiedliche Ursachen haben. Bei den meisten Kindern und Jugendlichen sind das aber keine zufälligen Kombinationen aus Ursache und Anfällen, sondern es handelt sich um bestimmte Krankheitsbilder, die immer wieder beobachtet werden können. Bei der Epilepsie ist der größte Fehler, pauschal alles in einen Topf zu werfen.

Diese Krankheitsbilder werden »epileptische Syndrome« genannt. Das Syndrom umfasst nicht nur die auftretenden Anfälle, sondern auch andere Symptome, zum Beispiel Entwicklungsstörungen. Auch wenn es auf den ersten Blick schwer verständlich sein mag, ist eine so differenzierte Betrachtung der verschiedenen Epilepsien unbedingt notwendig. Das epileptische Syndrom ist letztlich die vom behandelnden Arzt gestellte Diagnose.

Dieses Kapitel soll Ihnen einen Einblick in die wichtigsten epileptischen Syndrome, deren Verlauf und die Chancen einer erfolgreichen Behandlung geben. Leider kann ich Sie hier nicht völlig mit Fachbegriffen verschonen. Aber Sie werden während der Behandlung Ihres Kindes auch immer wieder mit diesen Fachbegriffen konfrontiert, die Sie nach dem Lesen dieses Abschnitts besser verstehen werden. Sie können natürlich, wenn Ihnen bekannt ist, an welchem Syndrom Ihr Kind leidet, auch nur das dafür zutreffende Unterkapitel lesen.

Eine Liste der epileptischen Syndrome wurde erstmals 1989 von einer Arbeitsgruppe der Internationalen Liga gegen Epilepsie erstellt und wird seitdem immer wieder revidiert. Dieses Buch lehnt sich an die aktuelle Definition und Klassifikation von 2022 an. Da inzwischen eine sehr große Anzahl epileptischer Syndrome bekannt ist, viele davon als seltene Erkrankungen, kann hier kein Anspruch auf Vollständigkeit erhoben werden.

Die verschiedenen epileptischen Syndrome lassen sich in verschiedene Gruppen einteilen. Manchmal, insbesondere gleich nach dem ersten Anfall, ist es nicht möglich, eine genaue Syndrom-Diagnose zu stellen, weil hierfür wichtige Symptome noch nicht aufgetreten sind. Dann wird die Erkrankung oft nur einer der Gruppen von Syndromen zugeordnet. Im Laufe der Zeit wird die Diagnose dann präziser.

Genetisch generalisierte Epilepsien

Genetisch generalisierte Epilepsien, auch »idiopathisch generalisierte Epilepsien« (idiopathisch: »Krankheit aus sich heraus«, also ohne erkennbare Ursache) genannt, sind Epilepsien, bei denen man außer dem Auftreten von Anfällen keine Erkrankung oder Veränderung des Gehirns beobachten kann. Diese Epilepsieformen stellen annähernd die Hälfte aller Erkrankungen bei Kindern und Jugendlichen dar.

Der Begriff »genetisch generalisierte Epilepsien« ist kein Sammelbecken für Epilepsien, deren Ursache man nicht finden kann, sondern es handelt es sich um eine Gruppe von immer wieder auftretenden gleichartigen Krankheitsbildern mit charakteristischen Anfällen und EEG-Merkmalen (Seite 44). Man nimmt heute an, dass diese Epilepsien erblich bedingt sind. Allerdings steckt nicht ein einziges Gen dahinter, sondern es sind Kombinationen von Genen, die am Zustandekommen der Erkrankung beteiligt sind. Deshalb kommen solche Epilepsien auch familiär gehäuft vor, vererben sich aber nicht einfach von einer Generation zur anderen. Eine Vertiefung dieses Themas finden Sie hier im Kapitel »Genetik« (Seite 46).
Bei diesen Epilepsien besteht außerhalb der Anfälle kein Zeichen einer Erkrankung des Gehirns, also auch keine Behinderung.

Genetisch generalisierte Epilepsien, die im Kindesalter auftreten, bestehen meistens nicht lebenslang. Ihr Auftreten ist an bestimmte Abschnitte der Gehirnentwicklung gebunden, sie heilen nach einer gewissen Zeit oft wieder aus. Trotzdem ist auch hier meistens eine Behandlung erforderlich, mehr darüber im Kapitel »Wichtige Untersuchungen« (Seite 41). Beginnt eine genetisch generalisierte Epilepsie erst im Jugend- oder Erwachsenenalter, sind die Chancen auf eine Ausheilung geringer, trotzdem lassen sich diese Epilepsien meistens gut medikamentös behandeln.

Die folgenden genetisch generalisierten Epilepsieformen treten im Kindes- und Jugendalter auf, der Beginn dieser Erkrankungen ist jeweils altersgebunden. Ich stelle die für das Kindes- und Jugendalter wichtigsten Krankheitsbilder vor.

Absence-Epilepsie des Kindesalters

Die Absence-Epilepsie des Kindesalters tritt am häufigsten im Alter von fünf bis sechs Jahren auf (der Bereich geht vom zweiten bis zum zehnten Lebensjahr). Ohne Vorerkrankung kommt es zum Auftreten von Absencen (Seite 14), die an Häufigkeit rasch zunehmen. In etwa einem Drittel der Fälle kommt es auch zu großen Anfällen

(Seite 13). Andere Anfallsformen gehören nicht zu dieser Erkrankung.

Die Diagnose lässt sich in typischen Fällen durch die Anfallsbeschreibung, eine einfache neurologische Untersuchung und ein EEG stellen und macht weitere Untersuchungen oder Krankenhausaufenthalte überflüssig.

Die Absence-Epilepsie ist meistens gut mit Medikamenten behandelbar, bei etwa 80 Prozent der Kinder heilt die Erkrankung vollständig aus und benötigt nur eine Behandlung von etwa zwei Jahren Dauer. Unbehandelt ist der Verlauf deutlich schlechter, obwohl aus historischen Quellen bekannt ist, dass es in etwa 30 Prozent zu einer spontanen Heilung kommt. Man sollte aber nicht darauf spekulieren: Die meisten unbehandelten Kinder haben bis zu hundert Absencen täglich und sind dadurch in ihrer Lernfähigkeit eingeschränkt und einer erhöhten Unfallgefahr ausgesetzt.

Treten Absencen bereits im ersten oder zweiten Lebensjahr auf, handelt es sich um eine besondere Gruppe von Erkrankungen, die einer intensiveren Diagnostik bedürfen. Hier können u.a. Störungen des Transports von Glukose (Traubenzucker) in das Gehirn vorliegen, die ganz anders behandelt werden müssen als sonstige Absence-Epilepsien. Bei diesen Krankheitsbildern kommt es leider auch häufig zu Entwicklungsstörungen.

Absence-Epilepsie des Jugendalters

Die Erkrankung besteht, genau wie die Absence-Epilepsie des Kindesalters, vorwiegend im Auftreten von Absencen, meist mit dem Beginn der Pubertät, frühestens mit etwa acht Jahren. Hier ist das Auftreten von großen Anfällen (Seite 13) wesentlich häufiger, oft wird die Erkrankung erst nach dem ersten großen Anfall erkannt.

Die Absencen treten hingegen seltener auf als bei der Absence-Epilepsie des Kindesalters und sind manchmal unvollständiger ausgeprägt. Ganz einfache Tätigkeiten werden während der Absence manchmal nicht unterbrochen. Auch hier ist die Behandlung meistens erfolgreich, die Betroffenen müssen oft bis weit ins Erwachsenenalter hinein therapiert werden. Es kann auch eine lebenslange Therapie erforderlich sein.

Myoklonische Epilepsie des Jugendalters (Juvenile myoklonische Epilepsie)

Die myoklonische Epilepsie des Jugendalters, auch Janz-Syndrom genannt, besteht aus meistens in den Morgenstunden auftretenden, heftigen Zuckungen besonders im Armbereich. Häufig treten auch hier große Anfälle (Seite 13), manchmal auch Absencen (Seite 14) auf. Bei vielen Jugendlichen mit dieser Epilepsieform treten Anfälle besonders durch Schlafentzug oder Alkohol auf, manchmal können sie auch durch besondere Lichtreize ausgelöst werden.

Die Erkrankung beginnt am häufigsten im Alter zwischen zehn und 15 Jahren, sie kann aber auch schon im frühen Schulalter oder später beginnen. Auch hier wird beim überwiegenden Teil der Betroffenen Anfallsfreiheit erreicht, eine regelmäßige Medikamenteneinnahme und ausreichender Schlaf sind wichtig. Meistens ist eine lebenslange Behandlung notwendig.

Myoklonisch-atonische Epilepsie (Doose-Syndrom)

Die myoklonisch-atonische Epilepsie ist eine seltene Epilepsieform des Kleinkindalters. Typisch für die Erkrankung sind die myoklonisch-atonischen Anfälle (Seite 15); sie sind aber nicht die einzige Anfallsform, meist kommen auch große Anfälle (Seite 13) und Absencen (Seite 14) hinzu. Myoklonisch-atonische Anfälle können mehrmals täglich auftreten und stellen durch Stürze ein erhebliches Verletzungsrisiko dar.

Im Vergleich zu den vorher genannten Erkrankungen ist die myoklonisch-atonische Epilepsie viel schwerer zu behandeln. Meistens müssen mehrere Medikamente probiert werden, bis eine Besserung der Symptomatik erreicht werden kann. Die Erkrankung passt auch nicht ganz in das Bild der genetisch generalisierten Epilepsien, da hier häufig auch Entwicklungsstörungen auftreten. Als Ursache sind hier Mutationen einzelner Gene häufiger, die eine spezifische Behandlung erforderlich machen. Bei diesem Krankheitsbild ist also stets eine umfassende Diagnostik mit genetischen Untersuchungen sinnvoll.

Selbstlimitierende fokale Epilepsien des Kindesalters

Selbstlimitierende Epilepsien des Kindesalters (Abb. unten) sind Erkrankungen, die wie die genetisch generalisierten Epilepsien auf

Selbstlimitierende fokale Epilepsien des Kindesalters

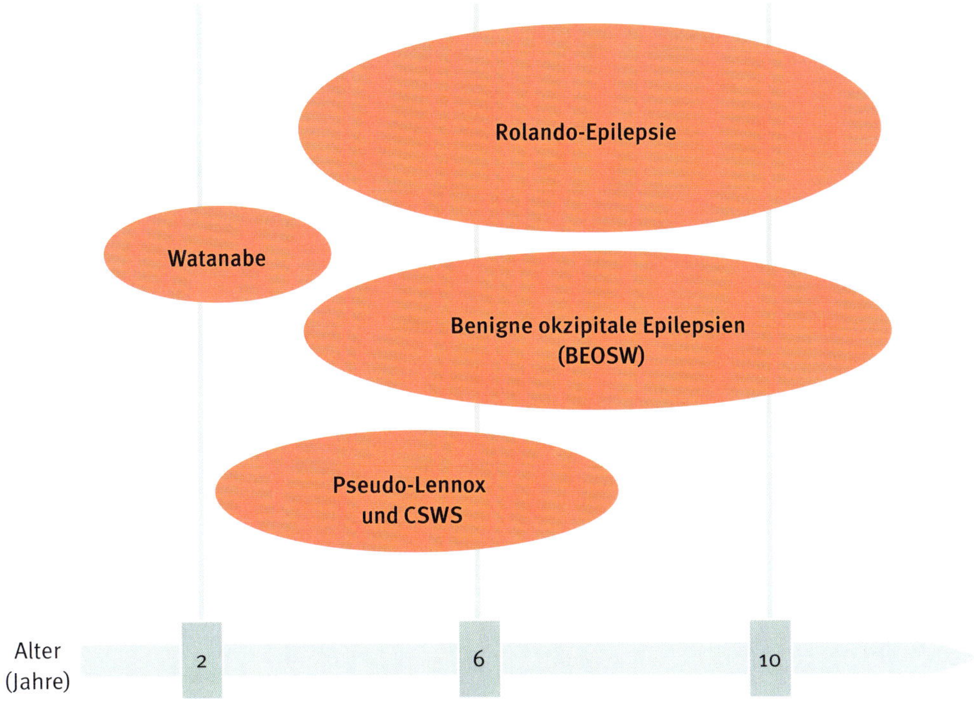

multiple genetische Faktoren zurückzuführen sind. Bei diesen Erkrankungen kommt es jedoch vorwiegend zu Herdanfällen (Seite 17), die nur einen Teil des Gehirns betreffen und daher von den Kindern bewusst erlebt werden. Wie der Name schon sagt, enden diese Erkrankungen nach einiger Zeit wieder spontan.

Rolando-Epilepsie (Benigne Epilepsie des Kindesalters)

Die Rolando-Epilepsie ist eine häufige Epilepsie des Kindesalters und tritt meistens im Alter von drei bis zehn Jahren auf. Sie macht rund 20 Prozent aller Epilepsien des Kindesalters aus. Bei sonst völlig gesunden und normal entwickelten Kindern treten Herdanfälle (Seite 17) im Gesicht, besonders im Mundbereich, auf, die bei vollem Bewusstsein ablaufen. Manchmal ist auch ein Arm betroffen. Es kann auch zu großen Anfällen (Seite 13) kommen. Die Anfälle treten bevorzugt nachts auf. Nach einem Anfall kann während einiger Minuten die Sprache gestört sein.

Diese Epilepsieform zeigt einen charakteristischen EEG-Befund (Seite 44) und ist verhältnismäßig leicht zu diagnostizieren. Sie heilt spätestens im Pubertätsalter vollständig aus, daher auch die Bezeichnung »benigne« (gutartig). Der Abstand der einzelnen Anfälle ist oft sehr groß, viele Kinder haben nicht mehr als zwei bis drei Anfälle in ihrem ganzen Leben. Eine Behandlung ist deshalb nicht immer notwendig. Die Epilepsie kann mit Sprachentwicklungsstörungen gekoppelt sein, die im Einzelfall eine andere Entscheidung über die Behandlung oder eine logopädische Therapie notwendig machen.

Benigne Epilepsien mit Herdanfällen im Bereich des Hinterkopfes

Benigne Epilepsien im Bereich des Hinterkopfes, meist als BEOSW (Benigne Epilepsie mit okzipitalen Spike-Waves; das ist der typische EEG-Befund) bezeichnet, lösen Anfälle aus, die dem Bild einer Migräne ähneln können. Sie sind nicht mit Störungen der Entwicklung der betroffenen Kinder verbunden.

Panayiatopoulos-Syndrom

Es gibt eine frühe, typischerweise im Alter von drei bis sechs Jahren auftretende Form, die nach ihrem Erstbeschreiber als Panayiatopoulos-Syndrom benannt ist. Bei dieser Erkrankung stehen Blickwendungen zur Seite, Übelkeit, Erbrechen und andere Sehstörungen im Vordergrund, manchmal läuft auch das Gesicht rot an.

Die Anfälle können bis zu Stunden andauern. Durch die Symptome wirken die Kinder im Anfall stark beeinträchtigt. Diese Anfälle treten, wie bei der Rolando-Epilepsie (links), meistens in großen Zeitabständen auf, das Krankheitsbild endet im Schulalter. Eine Behandlung mit Medikamenten ist daher nicht bei allen betroffenen Kindern notwendig. Langdauernde Anfälle können auch mit Medikamenten, die sonst als Notfallmedikation (Seite 110) ihren Einsatz finden, gestoppt werden.

Epilepsie Typ Gastaut

Es gibt eine zweite, viel seltenere Form dieser Erkrankung, die erst im Alter von sechs bis zehn Jahren beginnt und im Pubertäts- oder Jugendalter wieder endet. Diese Erkrankung, die nach ihrem Erstbeschreiber Gastaut benannt ist, führt zu Anfällen mit dem Sehen von Lichtblitzen, Farben und Flimmerbildern, die von Bewegungsstörungen und Beeinträchtigung des Bewusstseins gefolgt sind. Nach dem Anfall kommt es oft zu heftigen Kopfschmerzen.

Bei diesem Krankheitsbild ist auch ein Übergang in einen großen Anfall (Seite 13) möglich. Die Anfallshäufigkeit ist hier individuell sehr unterschiedlich, wegen der heftigeren Symptome entscheidet man sich meistens für eine Therapie mit einem geeigneten Anfallssuppressivum.

Watanabe-Epilepsie

Die Watanabe-Epilepsie ist eine Erkrankung des Säuglingsalters, die oft mit dramatischen Anfallshäufungen im Alter zwischen sechs und zwölf Monaten beginnt. Die Anfälle sehen wie generalisierte Anfälle (Seite 12) mit beidseitigen Zuckungen aus. Sie können mehrmals an einem oder bis zu drei aufeinander folgenden Tagen auftreten, dann gibt es wieder eine anfallsfreie Zeit von einem oder mehreren Monaten. Zwischen den Anfällen sind die Kinder nicht beeinträchtigt und entwickeln sich normal. Nach etwa zwei Jahren endet dieses Krankheitsbild spontan. Als Ursache kommen mehrere genetische Veränderungen in Frage, am häufigsten ist das sogenannte PRRT2-Gen betroffen.

Bei dieser Epilepsie ist das EEG, wenn nicht zufällig ein Anfall während der Untersuchung auftritt, normal. Oft wird bei einer solchen Anfallshäufung ein MRT durchgeführt, das dann ebenfalls einen normalen Befund liefert. Wegen der normalen Befunde ist es am Anfang oft schwierig, diese Diagnose zu sichern, Irrtümer kommen vor. Eine Therapie ist auch hier nicht bei allen Kindern notwendig, wenn doch, dann helfen oft winzige Dosierungen von Carbamazepin, die dann auch praktisch nebenwirkungsfrei sind.

Andere Formen der selbstlimitierenden Epilepsien

Die übrigen Formen der selbstlimitierenden Epilepsien sind viel seltener als die genannten Krankheitsbilder. Sie verlaufen schwerer und sind mit Beeinträchtigungen der Entwicklung verbunden, daher sollen sie trotz ihres seltenen Auftretens hier besprochen werden. Sie treten zwischen dem zweiten und achten Lebensjahr auf, die Anfälle enden im Pubertätsalter, Entwicklungsstörungen können aber weiter bestehen bleiben.

Pseudo-Lennox-Syndrom

Eine der seltenen Formen ist das 1982 zuerst beschriebene, sogenannte Pseudo-Lennox-Syndrom. Es heißt so, weil hier Sturzanfälle auftreten, die sonst als typisches Merkmal des Lennox-Gastaut-Syndroms (Seite 34) gelten. Bei den Sturzanfällen handelt es sich um atonische Anfälle (Seite 17), was sie vom Lennox-Gastaut-Syndrom unterscheidet. Auch das EEG sieht bei dieser Erkrankung anders aus. Neben den Sturzanfällen können Herdanfälle (Seite 17), Absencen (Seite 14) und auch generalisierte tonisch-klonische Anfälle (Seite 13) auftreten. Oft kommt es zu mehr als zehn Anfällen pro Tag. Die vorher gesunden Kinder wirken nach so vielen Anfällen auch geistig beeinträchtigt.

CSWS/ESES

Eine extreme Variante dieses Krankheitsbildes ist mit einem im Schlaf wie das eines durchgehenden Anfalls (Status epilepticus Seite 22) aussehenden EEG ohne sichtbare Zeichen eines Anfalls verbunden. Man nennt dieses Phänomen CSWS (Continuous Spike Wave during non-rem Sleep) oder ESES (Electrical Staus Epilepticus during Sleep). Hier sind die Auswirkungen auf die geistige und sprachliche Entwicklung noch deutlicher.

Landau-Kleffner-Syndrom
Eine weitere Form dieser Erkrankungen ist das Landau-Kleffner-Syndrom, auch als epileptische Aphasie bezeichnet. Hier steht ein weitgehender Verlust der Sprache, oft auch des Sprachverständnisses, im Vordergrund. Anfälle kommen oft erst später dazu, sie treten als Absencen (Seite 14) auf oder ergeben ein gemischtes Bild, wie beim Pseudo-Lennox-Syndrom (Seite 31). Bei erfolgreicher Behandlung erholt sich die Sprachfunktion wieder, die Ergebnisse werden schlechter, wenn die Erkrankung länger aktiv bleibt.

Die drei hier genannten Krankheitsbilder erfordern eine möglichst frühe und konsequente Behandlung, damit keine Schäden der geistigen oder sprachlichen Entwicklung zurückbleiben. Leider ist die Behandlung nicht einfach, manchmal spricht die Erkrankung nicht auf Anfallssuppressiva an. Hier können auch Intervall-Behandlungen mit Cortison-Präparaten zum Erfolg führen. Daneben wird bei Auftreten einer dieser Erkrankungen eine genetische Diagnostik empfohlen, denn für einige Mutationen, z.B. eine aktivitätssteigernde Veränderung des GRIN2A-Gens, stehen spezielle Behandlungsverfahren zur Verfügung.

Epileptische Enzephalopathien

Epileptische Enzephalopathien sind schwere, mit erheblichen Störungen der Gehirnentwicklung verbundene Erkrankungen, daher auch als »Developmental Epileptic Enzephalopathy« (DEE) bezeichnet. Viele dieser Enzephalopathien sind an Veränderungen bestimmter Gene gebunden, andere, wie das West- oder das Lennox-Gastaut-Syndrom, können ein breites Spektrum von Ursachen haben.

West-Syndrom (BNS-Epilepsie)

Das West-Syndrom (benannt nach der Erstbeschreibung durch William James West 1841), ist eine Epilepsie des Säuglingsalters. Im deutschen Sprachgebrauch heißt sie auch BNS-Epilepsie, wobei das die Abkürzung für »Blitz-Nick-Salaam-Krämpfe« ist. Näheres dazu finden Sie im Kapitel »Epileptische Spasmen« (Seite 16).

Diese in Serien auftretenden Anfälle werden bei vielen der betroffenen Kinder besonders nach dem Aufwachen beobachtet. Die Epilepsie beginnt meistens im Alter zwischen vier und zehn Monaten, gleichzeitig wird oft ein Entwicklungsstillstand beobachtet, manchmal verlieren die Kinder auch bisher erlangte Fähigkeiten.

Das West-Syndrom wird durch ein breites Spektrum von Ursachen ausgelöst. Oft bestehen genetische Erkrankungen wie die »tuberöse Hirnsklerose«, die zu Veränderungen des Gehirn- und des Hautgewebes führen. In der Regel sind hier aufwendige Untersuchungen zur Klärung der Ursache notwendig und auch dann gelingt es nicht in allen Fällen. Wegen der oft schweren und nicht ursächlich behandelbaren Grunderkrankung ist diese Erkrankung häufig mit schweren Behinderungen verbunden, selbst dann, wenn die Kinder anfallsfrei werden. Bei etwa 10 bis15 Prozent der behandelten Kinder kommt es jedoch zu einem günstigen Verlauf mit normaler Entwicklung.

Die wirksamste Behandlung ist eine zeitlich begrenzte Therapie mit Cortisonpräparaten oder ACTH (adrenocorticotropes Hormon).

Diese Therapie ist zwar nicht nebenwirkungsfrei, es kommt vorübergehend zu einer Abschwächung der Immunabwehr, Gewichtszunahme, Verstimmungszuständen und anderen Cortison-Effekten. Die Nebenwirkungen bilden sich aber nach Behandlungsende zurück. Kinder, die durch diese Therapie nicht anfallsfrei werden, haben dennoch eine Chance auf erfolgreiche Behandlung der Anfälle, die dann allerdings das Ausprobieren zahlreicher Medikamente erfordert.

Dravet-Syndrom

Das Dravet-Syndrom, auch als »schwere myoklonische Epilepsie« bezeichnet, ist eine seltene, genetisch bedingte Erkrankung. Bei etwa 85 Prozent der Kinder liegt eine Mutation des sogenannten SCN1A-Gens vor, wodurch die Funktion von Nervenzellen, die hemmende Transmitter produzieren (Seite 10), eingeschränkt wird. Dies sind in der Regel Neumutationen, Eltern und Geschwister sind dann gesund (Seite 46). In den übrigen Fällen liegen andere, meist auch genetisch bedingte Funktionsstörungen der hemmenden Nervenzellen vor, sodass ein sehr ähnliches Krankheitsbild besteht.

Obwohl die Erkrankung angeboren ist, treten die ersten Symptome meistens im Alter zwischen drei und sechs Monaten, fast immer im Laufe des ersten Lebensjahres auf. Die betroffenen Strukturen spielen zum Zeitpunkt der Geburt noch keine große Rolle für die Gehirnfunktion.

Bei den ersten Anfällen handelt es sich meistens um große Anfälle (Seite 13), die durch Fieber ausgelöst werden. Ursache des Fiebers kann auch eine Impfung sein. Später treten Anfälle auch ohne Fieber auf. Auch eine Erhöhung der Körpertemperatur bei Anstrengung oder Aufregung ist bei diesem Krankheitsbild ein bleibender Auslöser für Anfälle. Die Anfälle können zunächst auch wechselnd halbseitig auftreten, eine Besonderheit dieses Krankheitsbildes. Bis zum ersten Anfall sind die Kinder normal entwickelt, im weiteren Verlauf stellt sich eine Verzögerung der geistigen Entwicklung dar. Im zweiten Lebensjahr kommen oft myoklonische Anfälle (Seite 15) dazu, sie können aber auch ausbleiben.

Neben der Beeinträchtigung der geistigen Entwicklung treten oft auch Verhaltensstörungen auf. Kleinkinder mit dieser Erkrankung sind oft hyperaktiv. Es können auch autistische Symptome oder aggressives Verhalten auftreten. Oft kommt es zu einer Beeinträchtigung der Motorik. Bei jüngeren Kindern sind das Koordinations- und Gleichgewichtsprobleme, vom Jugendalter an kommt es oft zu einer Gehbehinderung mit einer leichten Spastik und Kauergang. Diese Symptome sind nicht Folge der Anfälle, sondern durch die genetische Ursache der Erkrankung ausgelöst. Trotzdem bessern sich Entwicklung und Verhalten oft, wenn es gelingt, die Häufigkeit von Anfällen stark abzusenken.

Eine Besonderheit dieses Krankheitsbildes stellt auch die Therapie dar. Einerseits sollten bestimmte Arzneistoffe, die als Natriumkanal-Hemmer wirken, hier nicht verwendet werden, da sie die Funktion der betroffenen Nervenzellen weiter hemmen könnten. Eine Zunahme von Anfällen durch solche Medikamente ist ein Verdachtsmoment auf diese Erkrankung. Andererseits stehen für die Behandlung auch besondere Arzneistoffe, sogenannte »Orphan Drugs«, zur Verfügung, die nur für die Behandlung seltener Krankheiten zuglassen sind.

Lennox-Gastaut-Syndrom

Das Lennox-Gastaut-Syndrom beschreibt eine schwere Verlaufsform von Epilepsien mit unterschiedlichen Ursachen, aber einem gleichartig erscheinenden Krankheitsbild. Als Ursachen sind durchmachte Krankheits- oder unfallbedingte Hirnschädigungen, Fehlbildungen am Gehirn, in einem kleineren Anteil auch genetische Faktoren möglich. Es ist ungeklärt, welcher Faktor dann entscheidend für den schweren Verlauf ist.

Die Erkrankung beginnt im Kindesalter, manchmal gehen ein West-Syndrom (Seite 32) oder andere Anfälle voraus. Typisch ist das Auftreten von Sturzanfällen, oft zwischen 10 und 50 pro Tag. Diese Sturzanfälle zeigen oft eine tonische Komponente, also eine Muskelanspannung, die zum Sturz führt. Tonische Anfälle treten auch aus dem Schlaf heraus auf. Daneben bestehen weitere Anfallsformen, wie Absencen (Seite 14) und generalisierte tonisch-klonische Anfälle (Seite 12).

Das Lennox-Gastaut-Syndrom zeigt typische Merkmale im EEG. Das Krankheitsbild ist immer mit einer Beeinträchtigung der geistigen Entwicklung verbunden. Hinzu kommt eine Verletzungsgefahr bei den Sturzanfällen. Die Erkrankung stellt eine hohe Belastung für die betroffenen Kinder und ihre Familien dar.

Die Behandlung des Lennox-Gastaut-Syndroms ist schwierig, meistens gelingt es nur, die Häufigkeit von Anfällen zu reduzieren, eine Anfallsfreiheit kommt eher nur zeitweise vor. Ähnlich wie beim Dravet-Syndrom (Seite 33) stehen auch hier einige speziell für dieses Krankheitsbild zugelassene Medikamente zur Verfügung, die meistens eine Verminderung der Sturzanfälle zum Ziel haben.

Andere epileptische Enzephalopathien

Die über 100 inzwischen bekannten, aber sehr selten auftretenden epileptischen Enzephalopathien (DEE) sind genetisch bedingt. In der Regel sind sie monogen, das bedeutet, dass für jede dieser Erkrankungen eine Veränderung eines spezifischen Gens verantwortlich ist.

Die Symptome dieser Erkrankungen ähneln sich. Der Beginn liegt im Säuglings- oder frühen Kindesalter, manchmal bereits in den ersten Lebenstagen. Die Kinder zeigen meist verschiedene Anfallstypen nebeneinander, eine hohe Häufigkeit der Anfälle und eine deutliche Störung der geistigen, manchmal auch der motorischen Entwicklung. Es ist daher nur mittels einer genetischen Diagnostik möglich, zu erkennen, welche Form der DEE im Einzelfall vorliegt.

Diese Erkrankungen sind schwer zu behandeln: Auch wenn eine Anfallsfreiheit erreicht wird, bleibt die Entwicklungsstörung oft bestehen. Bei einigen genetischen Ursachen stehen spezifische Behandlungen zur Verfügung, die in den durch den Gendefekt verursachten Krankheitsmechanismus eingreifen.

Auf die einzelnen Syndrome kann im Rahmen dieses Buches nicht eingegangen werden. Auf diesem Gebiet wird derzeit international intensiv geforscht, das Wissen darüber würde zu schnell veralten.

Epilepsien als Folge von Erkrankungen des Gehirns

Mehr als die Hälfte aller betroffenen Kinder ist an einer sogenannten symptomatischen Epilepsie erkrankt. Von einer symptomatischen Epilepsie sprechen wir, wenn eine fassbare Erkrankung des Gehirns besteht, die auch außerhalb der Anfälle erkennbar ist. Der Begriff ist zwar etwas veraltet, er ist aber als Gegenstück zu den genetisch-idiopathischen Epilepsien weiterhin sinnvoll.

In die Gruppe der symptomatischen Epilepsien fallen alle Epilepsien, die durch Verletzungen des Gehirns, Entzündungen oder Sauerstoffmangel hervorgerufen wurden. Es gibt aber auch angeborene Erkrankungen, die zu einer symptomatischen Epilepsie führen können. Beispiele hierfür sind Fehlbildungen von Teilen des Gehirns oder Störungen des Stoffwechsels der Nervenzellen. Diese Erkrankungen können meistens nur durch umfangreiche Untersuchungen erkannt werden.

Die genannten Erkrankungen und schädigenden Einflüsse hinterlassen oft mehr Funktionsstörungen im Gehirn als nur die Entstehung von Anfällen. Daher sind bei symptomatischen Epilepsien häufig auch andere Symptome wie Entwicklungsverzögerung, Lähmungen oder geistige Behinderungen zu beobachten. Diese Symptome sind nicht Folge der Epilepsie, sondern Folge einer Krankheit oder Schädigung, die sowohl die Epilepsie als auch die übrigen Symptome verursacht.

Ich möchte jetzt einige epileptische Syndrome vorstellen, die typischerweise als symptomatische Epilepsie auftreten. Die Aufzählung kann natürlich nicht den Anspruch auf Vollständigkeit erfüllen.

Symptomatische Herdepilepsien

Symptomatische Herdepilepsien können in jedem Lebensalter auftreten. Zwischen dem Ereignis, das sie verursacht hat, und dem Auftreten von Anfällen können Jahre liegen. Trotzdem ist die Bedeutung verschiedener Ursachen für diese Erkrankungen je nach Alter sehr unterschiedlich. Vor der Geburt bestehende Ursachen, schädigende Ereignisse während der Geburt und angeborene Stoffwechselerkrankungen führen meistens schon im ersten Lebensjahr oder im Kleinkindalter zum Auftreten der ersten Anfälle. Bei Fehlbildungen des Gehirns kann es auch noch bis ins zweite Lebensjahrzehnt dauern, bis erste Anfälle auftreten, obwohl auch hier der Beginn der Erkrankung meistens in den ersten Lebensjahren liegt.

Entzündliche Erkrankungen und Verletzungen führen eher im Schulalter zum Auftreten des ersten Anfalls, obwohl sie in jedem Lebensabschnitt auftreten können. Hirntumore und Durchblutungsstörungen sind typische Ursachen des Neuauftretens von Herdepilepsien im Erwachsenenalter, in seltenen Fällen ist das auch im Kindesalter möglich. Die auftretenden Anfallsformen und der Verlauf der Erkrankung hängen von Ort und Ausdehnung der herdförmigen Störung ab. Allgemeine Aussagen lassen sich daher nur schwer treffen.

Manchmal liegen viele Zeichen einer symptomatischen Epilepsie vor, es gelingt aber nicht, die Ursache zu klären. Epileptische Herde können in bildgebenden Untersuchungen völlig normal aussehen, in der Vorgeschichte finden sich keine Hinweise auf eine Erkrankung, die die Epilepsie ausgelöst haben könnte. Solche Epilepsien bezeichnet man als kryptogen, das bedeutet »von unbekannter Entstehung«. Der Anteil der als kryptogen eingestuften Epilepsien ist rückläufig, da immer mehr diagnostische Verfahren zur Verfügung stehen. Er beträgt aber immer noch rund 25 Prozent. Sollte bei Ihrem Kind die Diagnose »kryptogene Epilepsie« lauten, lohnt es sich, eine ursächliche Abklärung nach ein paar Jahren zu wiederholen, insbesondere, wenn keine Anfallsfreiheit erreicht werden konnte.

Reflexepilepsien

Reflexepilepsien sind Epilepsien, bei denen die Anfälle nicht unvorhersehbar auftreten, sondern durch bestimmte Ereignisse ausgelöst werden. Meistens ist es genau ein bestimmter Reiz, der einen Anfall auslösen kann. Bei Kleinkindern kommt gelegentlich eine Epilepsie mit Geräuschempfindlichkeit vor, laute Geräusche führen zu kurzen Anfällen mit Sturz. Eine andere Form ist die Wasser-Eintauch-Epilepsie, bei der Baden in warmem Wasser Anfälle auslösen kann. Bei der meistens erst im Jugendalter beginnenden Lese-Epilepsie kann das Lesen bestimmter Wörter einen Anfall auslösen. Es gibt Epilepsien, bei denen Berührungen, Zähneputzen oder Nägelschneiden Anfälle auslösen können. Insgesamt handelt es sich hierbei um sehr selten Erkrankungen.

Wesentlich häufiger sind Anfälle, die durch Lichtreize ausgelöst werden. Bei einigen Epilepsieformen, besonders im Jugendalter, kommen solche Anfälle vor. Meistens handelt es sich dabei aber um Epilepsien, bei denen Anfälle nicht ausschließlich durch Lichtreize zu Stande kommen können, sondern auch spontan ohne jeden erkennbaren Anlass auftreten. Als auslösende Reize kommen Flackerlichter bestimmter Frequenzen in Frage, aber auch bestimmte Muster. Das kann zum Beispiel der Anblick einer Rolltreppe sein. Möglich sind auch Anfälle durch Fernsehen (Seite 87) und Computerspiele (Seite 87).

Bei Reflexepilepsien geht es um eine Abwägung lebenspraktischer Umstände: ob das Meiden auslösender Situationen oder eine medikamentöse Behandlung die bessere Alternative ist. Treten Anfälle auch ohne Reizeinwirkung auf, wird man ohnehin meistens eine Behandlung empfehlen, die Reflexanfälle werden dabei meistens ebenfalls unterdrückt. Treten Anfälle ausschließlich durch Reizeinwirkung ein, stellt sich die Frage, ob das Meiden der auslösenden Reize praktikabel ist oder nicht.

Weitere Probleme und Symptome

Epilepsien können die Gehirnentwicklung von Kindern stören. Neben Anfällen sind auch Aufmerksamkeits- und Verhaltensstörungen sowie autistische Symptome möglich.

Es ist ganz wichtig zu verstehen, dass es nicht »die Epilepsie«, sondern verschiedene Arten von Epilepsien gibt. Bei den symptomatischen Epilepsien (Seite 35) liegen oft Erkrankungen vor, die zu Störungen der gesamten Hirnentwicklung und daraus resultierenden Behinderungen führen. Genauer betrachtet ist es hier nicht die Epilepsie, die die Entwicklungsstörung bedingt, sondern die Grunderkrankung. Die Symptome entsprechen dann auch der verursachenden Erkrankung.

Beeinflusst eine Epilepsie die Entwicklung von Kindern?

Eine Epilepsie kann die Entwicklung eines Kindes stören. In den ersten Lebensjahren geht das Wachstum des Gehirns rasant vor sich, durch das Wachstum des Kopfes ist das auch äußerlich sichtbar. Dabei nimmt nicht die Zahl der Nervenzellen zu, sondern die Zahl ihrer Verbindungen (Synapsen). Diese entstehen durch Ausläufer der Zellen, die Kontakt zu anderen Zellen suchen (Abb. Seite 11). Eine Zelle kann mit hunderten anderen Nervenzellen verbunden sein. Die Entwicklung dieser Verbindungen wird auch über die Menge von Signalen gesteuert, die das Gehirn verarbeiten muss. Wenig genutzte Hirnanteile entwickeln auch wenige Verbindungen. Bei angeborener Blindheit oder Taubheit werden die Gehirnregionen, die Gesehenes oder Gehörtes verarbeiten, nur wenig entwickelt.

Bei epileptischen Anfällen werden abnorme Signale erzeugt. Während der frühen Hirnentwicklung können diese Signale die Bildung von Verbindungen der Nervenzellen verändern und dadurch die Entwicklung des Gehirns stören. Damit beantwortet sich auch eine wichtige Frage, die Eltern häufig stellen:

Können epileptische Anfälle zu Hirnschäden führen?

Einzelne Anfälle richten keinen messbaren Schaden an, es sei denn es handelt sich um extrem lange Anfälle, den Status epilepticus (Seite 22). Bei häufigem Auftreten von Anfällen oder einer starken Aktivität epileptischer Herde zwischen den Anfällen kann die Entwicklung des Gehirns jedoch gestört werden. Das Ausmaß hängt vom Alter ab. Beginnt eine Epilepsie im Jugendalter, ist die Gehirnentwicklung so weit fortgeschritten, dass kaum noch eine Störung bewirkt werden kann. Beginnt die Epilepsie in den ersten drei Lebensjahren, ist eine Störung der Entwicklung durch die Anfälle selbst viel wahrscheinlicher. Deshalb unterdrückt eine Behandlung der Epilepsie nicht nur die Anfälle, sondern verbessert die Chance des Kindes auf eine normale Entwicklung erheblich.

Eine Beeinflussung der Entwicklung hängt aber nicht nur von der Häufigkeit der Anfälle ab, sondern auch davon, welche Gehirnanteile davon betroffen sind. Viele Herdepilepsien, die auf ein eng umgrenztes Gebiet beschränkt sind, haben keinen Einfluss auf die Entwicklung. Bei vielen Herden und einem bunten Bild verschiedener Anfallsformen ist ein ungünstiger Einfluss der Erkrankung viel wahrscheinlicher.

Warum fallen Ursache und Beginn der Anfälle oft nicht zusammen?

Auch diese häufig gestellte Frage beantwortet sich durch die Gehirnentwicklung. Oft ist die Ursache der Epilepsie angeboren, der erste Anfall tritt aber erst nach mehreren Lebensjahren auf. Auch nach Hirnverletzungen können Jahre vergehen, bis der erste Anfall auftritt. Das liegt daran, dass auch Anfälle die Verbindungen zwischen den Nervenzellen nutzen. Erst wenn genügend Verbindungen in einer Gehirnregion vorhanden sind, kann dort auch Anfallsaktivität auftreten. Daher kann eine lange Zeit zwischen Ursache und Beginn der Anfälle verstreichen.

Letztlich kann die Gehirnentwicklung auch Positives für den Erkrankungsverlauf bewirken. Die Veränderungen der Verbindungen können auch zur Ausheilung einer Epilepsie führen. Das kann einerseits an einer zunehmenden Zahl hemmender Synapsen liegen, die das verlorene Gleichgewicht wiederherstellt. Andererseits ändern sich Zahl und Zusammensetzung bestimmter Rezeptoren (Empfänger der Signalübertragung) im Laufe der Entwicklung. Bei sehr vielen Epilepsien besteht daher nach mehrjähriger Anfallsfreiheit die Chance, auch ohne weitere Behandlung anfallsfrei zu bleiben.

Aufmerksamkeitsstörungen

Aufmerksamkeitsstörungen spielen bei Schulproblemen eine wichtige Rolle und können sich mit ganz verschiedenen Symptomen zeigen. Auch bei anfallsfreien Kindern sind Aufmerksamkeitsstörungen ein häufiges Problem, jedes dritte bis vierte Kind mit einer Epilepsie ist davon betroffen, wobei hier auch geringe, nicht behandlungsbedürftige Störungen mitgezählt sind.

Bei Epilepsien mit Absencen (Seite 14) können Störungen der Aufmerksamkeit anfallsbedingt sein. Das ist relativ einfach zu erkennen, weil sie in diesem Fall zeitlich erkennbare Begrenzungen zeigen und bei einer EEG-Untersuchung (Seite 44) mit deutlichen Veränderungen des Hirnstrombildes verbunden sind. Diese Form der Aufmerksamkeitsstörung verschwindet normalerweise rasch mit der Behandlung der Absencen.

Wesentlich häufiger beobachtet man bei Kindern mit Epilepsien eine Störung der Lenkung der Aufmerksamkeit. Die Kinder können ihre Aufmerksamkeit nur kurz einer Sache zuwenden und sind sehr leicht ablenkbar. Die Ablenkung kann auch durch eigene Gedanken, die dem Kind gerade durch den Kopf gehen, zustande kommen und ist nicht unbedingt an äußere Reize gebunden. Das kann sich auf verschiedene Weise zeigen. Einige Kinder sind ruhig, wirken aber verträumt und nicht ganz bei der Sache. Andere Kinder beschäftigen sich immer nur auffallend kurz mit einem Thema und wenden sich in schneller Folge neuen Beschäftigungen zu, wirken also überaktiv. Sie können meistens auch im Unterricht kaum ruhig sitzen bleiben und haben Probleme, ihre Impulsivität zu beherrschen. Das Verhalten ähnelt dem eines Kindes mit einem auch als eigenständige Störung vorkommenden Aufmerksamkeitsdefizit-Hyperaktivitätssyndrom (ADHS).

Auch wenn hier ursächlich ganz andere Mechanismen eine Rolle spielen, sind die Auswirkungen der Aufmerksamkeitsstörungen sehr ähnlich. Es ist eher eine alterstypische Erscheinung des Kindesalters als ein gemeinsamer Krankheitsmechanismus. Ein Kind mit einer solchen Aufmerksamkeitsstörung kann von einer zusätzlichen Behandlung mit Medikamenten, die bei einem ADHS eingesetzt werden, profitieren; die Erfolgsquote ist allerdings nicht sehr hoch. Trotzdem lohnt ein Versuch bei schweren Aufmerksamkeitsstörungen. Die ADHS-Medikamente können auch in Kombination mit anfallssuppressiven Medikamenten eingenommen werden. Da sie sehr schnell wirken und bei fehlendem Behandlungserfolg auch sehr schnell wieder abgesetzt werden können, sollte man sich einen solchen Behandlungsversuch nicht zu schwer vorstellen.

Unabhängig davon können jedoch Trainingsmaßnahmen, die zur Behandlung des ADHS entwickelt wurden, auch bei Kindern mit Aufmerksamkeits- und Impulsivitätsstörungen bei Epilepsien mit Erfolg eingesetzt werden. Diese Trainingsmaßnahmen werden inzwischen von zahlreichen sozialpädiatrischen Zentren, Erziehungsberatungsstellen, Ergotherapeuten und Heilpädagogen angeboten. Meistens ist hier eine intensive Zusammenarbeit von Eltern, Therapeutinnen und Therapeuten sowie der Schule notwendig. Die Angebote sind regional sehr unterschiedlich. Scheuen Sie sich nicht, Beratungsstellen und gegebenenfalls einen Kinder- und Jugendpsychiater zu Rate zu ziehen.

Verhaltensstörungen

Kinder mit hirnorganischen Erkrankungen haben oft Verhaltensstörungen. Das ist auch bei einigen Kindern mit Epilepsien so. Sie sind sehr unruhig und können nicht lange sitzen bleiben. Die Verhaltensstörungen sind oft mit den bereits beschriebenen Aufmerksamkeitsstörungen (Seite 38) gekoppelt. Häufig steht ein impulsives Verhalten im Vordergrund: Das Kind handelt häufig, ohne darüber nachzudenken, ob die Handlung gerade angemessen ist und welche Folgen sie möglicherweise haben kann. Auch ein aggressives Verhalten gegenüber anderen Kindern oder auch Erwachsenen ist möglich. In einem gewissen Ausmaß ist das, altersabhängig, bei Kindern normal. Eine sehr ausgeprägte Impulsivität führt aber dazu, dass ein zielgerichtetes Arbeiten im Klassenverband sehr schwerfällt. Oft gelten die Kinder dann als Störenfriede, was zu Konflikten mit Lehrenden, Mitschülerinnen und Mitschülern führt.

In dieser Situation ist es sehr wichtig, die Probleme des Kindes zu verstehen. Die Impulsivität ist keine Ungezogenheit und auch nicht Ausdruck einer Erziehungsunfähigkeit der Eltern. Man kann durch verhaltenstherapeutisch orientierte Trainingsprogramme, die zur Bewältigung der Impulsivität entwickelt wurden, in etlichen Fällen eine deutliche Besserung erreichen. Die medikamentöse Behandlung der Epilepsie hat auf das impulsive Verhalten meistens nur wenig Einfluss. Deswegen sind hier oft interdisziplinäre Behandlungen notwendig, die an sozialpädiatrischen Zentren angeboten werden.

Nicht immer sind Verhaltensprobleme therapeutisch mit Erfolg zu beeinflussen. In diesem Fall kann eine Schule mit sehr kleinen Klassen oft eine Besserung bringen. Ein Schulwechsel ist dann möglicherweise besser als eine dauernde Zermürbung durch Konflikte und Misserfolge im Unterricht.

Autistische Symptome

Bei einigen epileptischen Syndromen, insbesondere bei schwer verlaufenden epileptischen Enzephalopathien (Seite 32), kommen autistische Symptome vor. Diese betreffen die soziale Interaktion, die Kommunikation und wiederholte, nicht der Situation angepasste Verhaltensweisen. Die Kinder brauchen oft ständig gleiche Rituale im Alltag und haben große Angst vor Veränderungen oder Fremdem. Ein autistisches Verhalten kann sich in wiederholten Bewegungsmustern zeigen, wie Auf-der-Stelle-Schaukeln seltsamen Fingerbewegungen oder Lautäußerungen, Riechen an anderen Kindern oder deren Betasten, ohne wirklich Kontakt aufnehmen zu wollen. Kinder und Jugendliche mit autistischen Symptomen suchen meist wenig Kontakt zu Gleichaltrigen und reagieren oft ablehnend auf Annäherungsversuche anderer Kinder. Auch im Spielverhalten zeigen sich Auffälligkeiten: Rollenspiele werden gemieden, oft tragen die Kinder, auch wenn sie heranwachsen, ein Lieblingsspielzeug mit sich herum, ohne es jedoch für die vorgesehenen Spielzwecke zu verwenden.

Eine Therapie dieser autistischen Störungen, die im Rahmen der epileptischen Enzephalopathien meist auch mit einer geistigen Behinderung verbunden sind, ist sehr schwierig und kann sich meistens nur auf Teilaspekte beziehen. Am sinnvollsten sind hier verhaltenstherapeutisch orientierte Trainingsprogramme, die die soziale Interaktion und Kommunikation verbessern sollen.

Für Kinder, die an den beschriebenen oder sonstigen Problemen des Verhaltens leiden, bietet sich eine Behandlung in einem sozialpädiatrischen Zentrum an, da dort neben der ärztlichen Behandlung ein multidisziplinäres Therapeutenteam zur Verfügung steht.

Wichtige Untersuchungen

Um die Diagnose »Epilepsie« zu stellen, gibt es verschiedene Untersuchungsmethoden, die einzeln oder in Kombination miteinander angewendet werden können.

Die Diagnosestellung erfordert zunächst ein ausführliches Gespräch mit den Eltern, und, wenn Alter und Entwicklung es zulassen, mit dem betroffenen Kind oder Jugendlichen. Die wichtigste Grundlage für die Diagnose einer Epilepsie ist die Beschreibung der Anfälle. Je genauer sie ist, desto sicherer wird die Diagnose und desto weniger zusätzliche Untersuchungsverfahren müssen eingesetzt werden.

Ein wichtiges, modernes Hilfsmittel sind Handyvideos. Oft ist es für Ärzte und Ärztinnen klarer, um welche Anfallsform es sich handelt, wenn sie einen Anfallsablauf beobachten können. Das ist insbesondere wichtig, wenn wiederholte Anfallsabläufe nicht in eine der typischen Anfallsformen hineinpassen.

Neben den Anfällen selbst ergeben sich wertvolle Hinweise aus:

- dem Alter, in dem der erste Anfall aufgetreten ist,
- eventuellen besonderen Begleitumständen bei seinem Auftreten,
- Erkrankungen, die vorher durchmacht wurden,
- und Komplikationen während der Schwangerschaft und Geburt.

Dazu gehört auch die Feststellung des Entwicklungsverlaufs des Kindes. Das kann teilweise durch Fragen wie »Wann sprach Ihr Kind die ersten Worte?« oder »Wann machte Ihr Kind die ersten Schritte?« geklärt werden. Mögliche Probleme in Schule oder Kindergarten gehören ebenfalls dazu. Auch das Auftreten ähnlicher Erkrankungen in der Familie kann für die Diagnosestellung wichtig sein.

Wichtig ist eine gründliche Untersuchung des Kindes, vor allem auf Symptome hin, die Zeichen einer Erkrankung des Nervensystems sein können. Das kann sich in Störungen von Bewegungsabläufen, des Gleichgewichts, der Sinnesfunktionen oder der Sprache äußern. Manchmal ist eine ausführliche Entwicklungsdiagnostik notwendig, zu der man standardisierte psychologische Testverfahren einsetzt. Dadurch lassen sich Probleme beim Denken und Problemlösen, des Gedächtnisses, der Aufmerksamkeit oder Entwicklungsstörungen in bestimmten Teilbereichen feststellen, die in einem einfachen Gespräch nicht zu erkennen sind. Diese Untersuchungen sind im Allgemeinen nicht belastend für Ihr Kind, die Testverfahren sind oft spielartig angelegt.

Eine weitere, wichtige Untersuchung ist das EEG, eine Aufzeichnung der vom Gehirn erzeugten und an der Kopfhautoberfläche noch messbaren elektrischen Signale. Diese Untersuchung ist völlig schmerzlos und harmlos, für viele Kinder aber dennoch schwierig, weil sie während der Untersuchung stillhalten müssen. Aus dem EEG kann man wichtige Informationen gewinnen, da bei vielen Betroffenen auch außerhalb der Anfälle dabei Zeichen der Epilepsie zu finden sind. Da das EEG die am häufigsten durchgeführte apparative Untersuchung bei Epilepsien ist, wird es noch ausführlicher besprochen (Seite 44).

Bildgebende Untersuchungen

Zur ursächlichen Klärung von Epilepsien ist oft eine bildgebende Untersuchung erforderlich. Heute ist die sogenannte Magnetresonanztomographie (MRT), auch Kernspintomographie genannt, das Verfahren, mit dem man die genaueste Abbildung des Gehirns und seiner Strukturen erhalten kann. Ist durch die vorangegangenen Untersuchungen sicher, dass es sich um eine genetische generalisierte Epilepsie (Seite 27) handelt, dann kann auf das MRT verzichtet werden.

Magnetresonanztomographie (MRT)

Beim MRT werden durch magnetische Impulse Schwingungen von Wassermolekülen im Körper hervorgerufen, die durch Sensoren im MRT-Gerät erfasst werden. Durch ein Computerprogramm kann aus diesen Messwerten ein Bild erzeugt werden (unten). Da unser Körper zu über 70 Prozent aus Wasser besteht, ist Wasser überall, also auch in den Gehirnzellen, vorhanden. Die Wassermoleküle verhalten sich unterschiedlich, je nachdem ob sie in Zellen gebunden, in Fett oder Knochen eingelagert sind oder im Blut fließen. Dadurch lassen sich die

MRT-Bild eines gesunden Gehirns (Abb. von: Christoph Kabbasch, Uniklinik Köln). Quelle: Haupt W, Gouzoulis-Mayfrank E, Kabbasch C. Neurologie und Psychiatrie für Pflegeberufe. 11. Aufl. Stuttgart: Thieme; 2016.

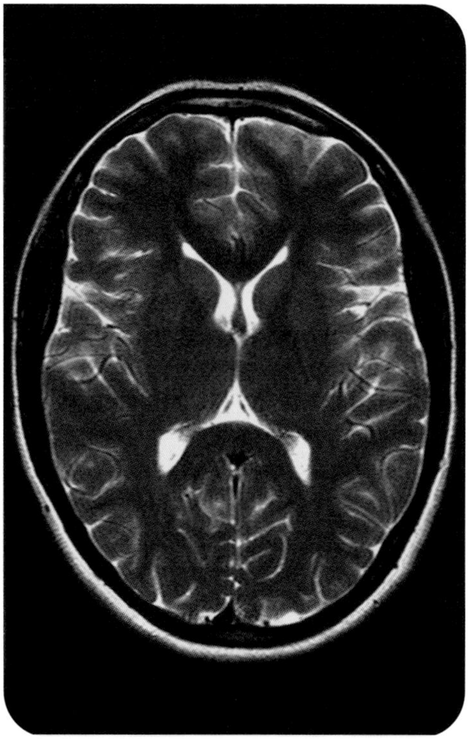

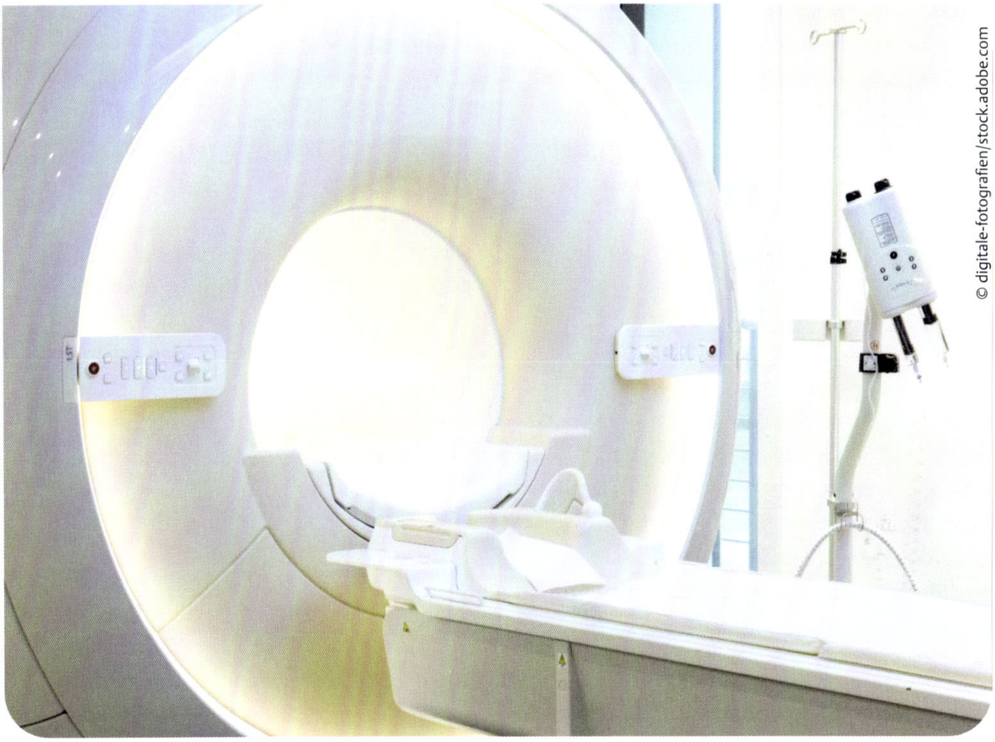

MRT-Gerät

einzelnen Strukturen des Gehirns, aber auch seiner Blutgefäße abbilden. Man kann damit Fehlbildungen des Gehirns, Narben nach Verletzungen oder Sauerstoffmangel, Tumoren, aber auch Zeichen vieler Stoffwechselerkrankungen finden. Kaum eine andere Methode konnte so zur Klärung der Ursachen von Epilepsien beitragen wie die MRT.

Die MRT-Untersuchung an sich ist ungefährlich, inzwischen liegen rund 40 Jahre Erfahrungen mit der Methode vor. Die Belastung des Körpers durch das Magnetfeld ist sehr gering und mit der Strahlenbelastung bei einer Röntgenaufnahme oder einem Röntgen-Computertomogramm überhaupt nicht vergleichbar. Leider dauert die Untersuchung relativ lange und das Kind darf währenddessen seinen Kopf nicht bewegen, sonst werden die Bilder wie ein verwackeltes Foto unbrauchbar. Bei kleinen Kindern ist daher oft eine Narkose notwendig, um ein aussagefähiges Bild zu erhalten. Die MRT-Geräte (Abb. oben) erzeugen relativ laute Geräusche, sodass ein einfaches Schlafmittel nicht ausreicht.

Positronenemissionstomogramm (PET)

Andere bildgebende Untersuchungen, zum Beispiel das Positronenemissionstomogramm (PET), eine Methode, deren sich die modernen Neurowissenschaften häufig bedienen, können bei der Suche nach epileptischen Herden eingesetzt werden, wenn andere Verfahren nicht zum Erfolg führen. Diese Untersuchungen sind nur dann sinnvoll, wenn eine Herdsuche für eine operative Behandlung der Epilepsie erforderlich ist, normalerweise benötigt man sie zur Diagnosestellung und Klärung der Krankheitsursache nicht.

Laboruntersuchungen

In manchen Fällen, besonders, wenn gleichzeitig eine Entwicklungsstörung besteht oder die ersten Anfälle bereits in den ersten Lebenswochen auftreten, können weitere Untersuchungen notwendig werden, bei denen insbesondere nach angeborenen Störungen des Stoffwechsels gesucht wird. Dabei wird im Blut, im Urin, aber auch im Nervenwasser, das über eine Punktion gewonnen wird, nach Substanzen gesucht, die sich bei angeborenen Störungen des Stoffwechsels anreichern oder fehlen. Diese Untersuchungen dienen nicht zur Feststellung, ob eine Epilepsie vorliegt, sondern zur Klärung von deren Ursache. Die in Frage kommenden Stoffwechselerkrankungen sind jedoch alle sehr selten, sie spielen vor allem bei Beginn der Erkrankung im Säuglings- oder Kleinkindalter eine Rolle und auch da nur bei einem geringen Teil der auftretenden Epilepsien. Trotzdem ist es wichtig, danach zu suchen, denn wenn sie diagnostiziert werden, ergeben sich daraus besondere Behandlungsmöglichkeiten, die nicht nur die Anfälle, sondern auch die gesamte Entwicklung erheblich verbessern können.

Im gleichen Zug können auch genetische Untersuchungen hilfreich sein, da angeborene Stoffwechselerkrankungen immer genetische Ursachen haben. Da die Genetik bei Epilepsien eine sehr wichtige Rolle spielt, wird sie noch ausführlicher behandelt (Seite 46).

Das Elektroenzephalogramm (EEG)

Das Elektroenzephalogramm ist eine Registrierung der an die Kopfhautoberfläche weitergeleiteten Gehirnströme. Sie sind sehr schwach, da sie durch den Schädel hindurchtreten mussten, der eine schlechte Leitfähigkeit für elektrische Ströme besitzt. Man bringt dazu eine Anzahl von Elektroden auf der Kopfhaut an, die an einen Verstärker

Für ein EEG werden Elektroden am Kopf angebracht, die Gehirnströme aufzeichnen. Quelle: I care Krankheitslehre. 2., überarb. Auflage. Stuttgart: Thieme; 2020. Foto: © K. Oborny/Thieme.

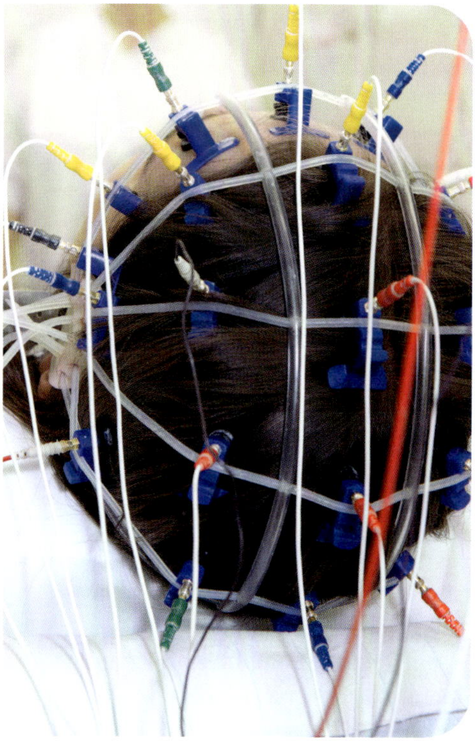

angeschlossen werden (Abb. Seite 44). Das verstärkte Signal wird dann entweder auf Papier aufgezeichnet oder bei moderneren Anlagen in einem Computer gespeichert. Dem Kind wird dabei kein Strom zugeführt, die Untersuchung ist völlig ungefährlich.

Bei einer Epilepsie findet man im EEG, das sonst aus eher wellenförmigen Kurvenverläufen besteht, plötzliche Spannungsspitzen (Abb. unten). Diese Spitzen entstehen oft auch außerhalb von Anfällen. Bei Herdepilepsien (Seite 17) findet man sie meistens in der Nähe der Gehirnregion, von der die Anfälle ausgehen. Deshalb benutzt man so viele Elektroden und Aufzeichnungskanäle. Das EEG kann also auch dann Auskünfte über eine Herdepilepsie geben, wenn im Anfallsablauf kein herdförmiger Beginn sichtbar wird.

Leider kann man die gesuchten EEG-Veränderungen nicht immer nachweisen. Genauso wie es Zeiten mit mehr oder weniger Anfällen gibt, können die Zeichen einer Epilepsie während der Untersuchung ausgeprägter oder weniger ausgeprägt sein. Man kann durch ein einziges normales EEG auch das Vorliegen einer Epilepsie nicht ausschließen, wenn andere verdächtige Symptome bestehen. Bei vielen Kindern finden sich die Spannungsspitzen eher im Schlaf als im Wachzustand, vor allem bei Epilepsien mit nächtlichen Anfällen. Für ein Schlaf-EEG kann man bei Kleinkindern den Mittagsschlaf nutzen, bei Schulkindern ist oft ein

EEG: Epilepsietypische Spitzenpotentiale A) bei generalisierter Epilepsie, B) bei einer Herdepilepsie.

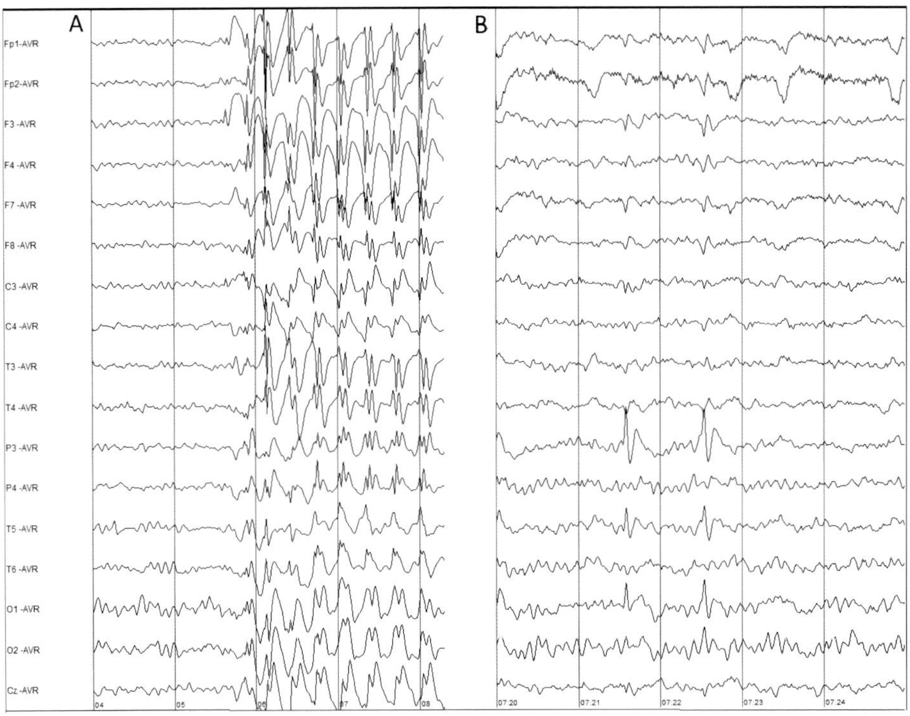

Schlafentzug, also längeres Aufbleiben am Abend vorher, notwendig, damit sie zuverlässig einschlafen.

In besonderen Fällen kann eine Langzeitableitung, die meistens mit einer Videoaufzeichnung kombiniert wird, notwendig sein. Das ist insbesondere dann sinnvoll, wenn die weitere Behandlung genaues Wissen darüber verlangt, in welchen Gehirnanteilen ein Anfall seinen Ursprung hat. Auch völlig untypische, anfallsverdächtige Symptome können eine solche kombinierte EEG- und Videobeobachtung (auch »Monitoring« genannt) notwendig machen. Bei einigen Epilepsien findet man außerhalb eines Anfalls keine EEG-Veränderungen. Das ist besonders bei Herdepilepsien der Fall, bei denen die Herde in tiefen Hirnregionen liegen, die weit von den Elektroden entfernt sind.

Ein abnormes EEG ist nicht immer Zeichen einer Epilepsie. Bei etwa jedem 30. Kind treten während seiner Entwicklung zeitweise Spannungsspitzen auf, ohne dass es jemals zu einem epileptischen Anfall kommt. Das hat schon häufig zu Fehldiagnosen Anlass gegeben. Zur Diagnose einer Epilepsie gehören immer Anfälle, aus dem EEG allein lässt sich die Diagnose nicht stellen. Erfahrene Fachleute wissen, welche EEG-Veränderungen zu welchen Epilepsieformen passen, dadurch lassen sich viele Irrtümer vermeiden.

Oft möchten Eltern wissen, ob das gerade abgeleitete EEG »gut« oder »schlecht« ist. Leider hat das bei vielen Epilepsien gar keine Bedeutung: Ein Kind kann unmittelbar nach einem »guten« EEG einen Anfall erleiden oder mit einem »schlechten« EEG schon seit einem Jahr keinen Anfall mehr gehabt haben. Daraus kann man nicht ableiten, dass ein EEG gar keinen Sinn hat, sein Stellenwert ist aber bei verschiedenen Epilepsien sehr unterschiedlich. Ob sich während der Behandlung die beobachteten EEG-Veränderungen zurückbilden, ist nur für bestimmte Epilepsieformen von Bedeutung.

Genetik

Bei den meisten Erkrankungen spielen ererbte Voraussetzungen und auslösende, äußere Faktoren eine Rolle. Das ist auch bei Epilepsien so, wobei der genetische Anteil hier eine erhebliche Rolle spielt.

Vererbung durch ein bestimmtes Gen

Bei den verschiedenen Epilepsien spielen erbliche Faktoren eine unterschiedliche Rolle. Es gibt kein allgemeines »Epilepsie-Gen«. Wir kennen Epilepsien, die nur durch ein bestimmtes Gen vererbt werden. Diese Epilepsien kommen weltweit höchst selten vor, betreffen dann aber ganze Stammbäume und lassen sich gut von Generation zu Generation verfolgen. Beispiele hierfür sind familiäre, gutartige Neugeborenenkrämpfe, die in den ersten Lebenstagen auftreten und nach kurzer Zeit wieder verschwinden, oder familiäre nächtliche Frontallappenanfälle (Seite 22). Diese Epilepsien folgen bekannten Gesetzen der Genetik (Vererbungslehre) und liegen nahezu immer nur dann vor, wenn bereits mehrere Fälle in der Ahnenreihe aufgetreten sind.

Neumutationen

Die meisten epileptischen Enzephalopathien (Seite 32) sind ebenfalls genetisch bedingt. Bei den meisten dieser Erkrankungen, zum Beispiel beim Dravet-Syndrom (Seite 33), handelt es sich um Neumutationen, also um punktuelle Veränderungen der DNA. Das bedeutet, dass sich bei der Entstehung der Ei- oder Spermienzelle, aus denen sich das betroffene Kind entwickelt hat, eine die Funktion eines Gens verändernde und damit krankheitsauslösende Mutation gebildet hat. Neumutationen sind bei der Entstehung von Eizellen und Spermien ein völlig normaler Vorgang, sie sind entwicklungsgeschichtlich ein wesentlicher Faktor der Evolution. Das Wiederholungsrisiko für weitere Kinder ist in diesem Fall sehr gering, bei den Eltern selbst besteht in der Regel eine solche Mutation nicht.

Es gibt Ausnahmefälle, wenn bei einem Elternteil ein sogenanntes Keimbahn-Mosaik vorliegt. Das bedeutet, dass bei einer vollständig gesunden Person eine Mutation in Vorstufen der Ei- oder Spermienzelle besteht, die immer wieder weitergegeben werden kann. Daher ist hier grundsätzlich eine Beratung durch einen Genetiker empfehlenswert.

Rezessive Vererbung

Bei einigen genetisch bedingten Erkrankungen kann es sein, dass man nur erkrankt, wenn man eine funktionsstörende Veränderung am selben Gen sowohl von der Mutter als auch vom Vater geerbt hat. Man spricht hier von einer rezessiven Vererbung: Wer das veränderte Gen nur von einem Elternteil geerbt hat, ist gesund, weil ein voll funktionsfähiges Gen von einem Elternteil ausreicht, um nicht zu erkranken. Diese Art der Vererbung kommt vorwiegend bei angeborenen Stoffwechselerkrankungen vor. Hier besteht ein Wiederholungsrisiko von etwa 25 Prozent für weitere Kinder, da jeder Elternteil die Mutation trägt. Einige seltene Erkrankungen können auch dadurch bedingt sein, dass ein Gen völlig fehlt oder dass es mehrfach vorhanden ist. Bei all diesen Krankheitsbildern liegen neben den Anfällen weitere Symptome, vor allem deutliche geistige Entwicklungsstörungen vor.

Die genetischen generalisierten Epilepsien (Seite 27) sind nach dem jetzigen Wissensstand nicht durch ein einziges Gen verursacht, sondern durch ein Zusammentreffen von Genen, die alle für sich genommen die Anfallsbereitschaft jeweils nur geringfügig erhöhen. Dadurch kann es zwar auch zu einer familiären Häufung von Erkrankungen kommen, sie folgt aber nicht den bekannten Vererbungsregeln. Das Risiko, an einer Epilepsie zu erkranken, beträgt auch in einer betroffenen Familie nur wenige Prozent. Es gibt zwar einige Gene, die inzwischen als Faktoren identifiziert wurden, die das Auftreten einer Epilepsie begünstigen könnten. Unser Kenntnisstand reicht jedoch bei weitem nicht aus, genetische Muster zu identifizieren, die mit dem Auftreten einer Epilepsie verbunden sind oder nicht. Es gibt also auch keinen generellen »Gen-Check«, mit dem sich feststellen ließe, ob man eine solche Epilepsie vererben kann oder nicht.

Bei den durch hirnschädigende Ereignisse (zum Beispiel Unfälle, Schädigungen des Gehirns unter der Geburt) ausgelösten Epilepsien spielen genetische Faktoren eine untergeordnete Rolle. Es gibt allerdings Untersuchungen, die zeigen, dass nach Hirnverletzungen Epilepsien etwas häufiger auftreten, wenn in der Vorfahrenreihe der Betroffenen weitere Epilepsien aufgetreten sind.

Wie bei allen häufigen Erkrankungen, an denen mehrere Gene beteiligt sind, ist anzunehmen, dass jeder gesunde Mensch irgendein Gen in sich trägt, dass das Auftreten einer Epilepsie begünstigen kann. Erst in der Summe aller genetischen und äußeren Faktoren entscheidet sich, ob bei einem Kind eine Epilepsie auftreten wird oder nicht. Wichtig ist, dass Sie als Eltern sich nicht mit Schuldgefühlen wegen möglicher genetischer Faktoren herumquälen.

Ist eine genetische Untersuchung sinnvoll?

Bei den häufigsten bei Kindern und Jugendlichen vorkommenden Epilepsien – das sind die Absence-Epilepsien (Seite 27), die Rolando-Epilepsie (Seite 30) und die juvenile myoklonische Epilepsie (Seite 28) – hat eine genetische Untersuchung normalerweise keinen Sinn. Wie gerade beschrieben, liegen hier normalerweise Summeneffekte aus vielen genetischen Faktoren vor, die für sich genommen das Auftreten einer Epilepsie jeweils nur ein bisschen wahrscheinlicher machen, ohne die Erkrankung direkt auszulösen. Beim momentanen Stand der Forschung sind viele dieser Faktoren unbekannt. In einigen Familien konnten zwar einzelne Genveränderungen nachgewiesen werden, die einen entscheidenden Effekt darauf hatten, ob ein Familienmitglied erkrankt war oder nicht, diese Ergebnisse lassen sich aber nicht verallgemeinern.

Genetische Untersuchungen sollten bei diesen Erkrankungen nur dann durchgeführt werden, wenn für diese Erkrankungen untypische zusätzliche Symptome, zum Beispiel geistige oder sprachliche Entwicklungsstörungen, auftreten oder die Erkrankung nicht so gut auf Medikamente anspricht, wie es bei den genannten Epilepsien meistens der Fall ist.

Es gibt aber auch Epilepsien, bei denen praktisch immer eine genetische Diagnostik anzuraten ist. Das ist bei allen Epilepsien mit Beginn im Säuglingsalter empfehlenswert sowie bei allen unklaren Epilepsien, die nicht in eines der klassischen Krankheitsbilder einzuordnen sind. Ausnahmen sind natürlich Epilepsien, die als Folge einer bekannten Hirnschädigung aufgetreten sind.

Bei epileptischen Enzephalopathien (Seite 32) empfiehlt sich ebenfalls immer eine genetische Diagnostik, zumal sich hier für einige dieser Krankheitsbilder spezielle Behandlungsmethoden ergeben können, wenn man die genetische Ursache kennt. In diesem Bereich schreitet die Entwicklung neuer Behandlungsmöglichkeiten schnell voran. Bei bekannter genetischer Diagnose kann man auch früher auf neue Therapien zugreifen, sobald sie zur Verfügung stehen.

Wie läuft eine genetische Untersuchung ab?

Die in der Epilepsie-Diagnostik ergiebigste Methode ist die DNA-Sequenzierung, ein technisches Verfahren zum Lesen der genetischen Informationen. Die meisten für eine genetische Diagnostik relevanten Epilepsien werden durch sogenannte Punktmutationen, also Veränderungen des genetischen Codes an einer einzelnen Stelle, ausgelöst. Solche Punktmutationen führen zu einer gestörten Funktion des betroffenen Gens, im Extremfall zu einem für die Zelle völlig unbrauchbaren Gen. Die Sequenzierung wertet den zu einem Gen gehörigen DNA-Strang aus und kann solche Punktmutationen finden.

Andere genetische Methoden, die auf den kompletten Verlust oder das Zuviel eines Gens abzielen können, können noch zusätzlich eingesetzt werden, meistens liefert aber auch hier die Sequenzierung bereits Hinweise.

Verschiedene Methoden

Da es bei vielen genetisch bedingten Epilepsien nicht möglich ist, ein »Verdachtsgen« zu benennen, werden hier immer viele Gene gleichzeitig sequenziert. Dafür gibt es grundsätzlich zwei Möglichkeiten, nämlich die »Panel«-Diagnostik und die Sequenzierung der gesamten codierenden DNA, die sogenannte »Whole-Exome-Sequenzierung« (WES). Bei der Panel-Diagnostik werden nur für die Verursachung von Epilepsien bekannte Gene sequenziert, Panels umfassen derzeit über 500 Gene. Bei der Exom-Sequenzierung werden weitaus mehr Gene sequenziert, hier werden dann oft auch neue, bestimmte Epilepsien verursachende Genveränderungen entdeckt.

Ein Nachteil dieser Methode ist, dass dabei oft Mutationen gefunden werden, deren Bedeutung für die Erkrankung unklar ist. Hilfreich ist dann, verdächtige Gene auch bei den Eltern zu untersuchen. Wenn gesunde Eltern die gleiche Mutation tragen, ist sie wahrscheinlich nicht für die Erkrankung verantwortlich. Manchmal klärt sich solch eine Unklarheit auch erst nach Jahren, wenn es mehrere vergleichbare Fälle gibt.

Bei einer Panel-Untersuchung ist die Auswahl der untersuchten Gene so speziell, dass man bei der Untersuchung keine Hinweise auf eventuelle genetische Risiken für andere Erkrankungen, zum Beispiel manche Krebserkrankungen, findet. Bei der Exom-Sequenzierung können solche Risikofaktoren jedoch entdeckt werden. Das kann auch Risikofaktoren für Elternteile betreffen. Nicht jeder Mensch möchte über solche Risiken für sein künftiges Leben Bescheid wissen. Daher kann man wählen, ob das Labor solche Informationen an die anfordernden Fachleute weitergibt oder nicht.

Ablauf der genetischen Untersuchung

Der praktische Ablauf ist aus Patientensicht relativ unkompliziert. Für die Untersuchung genügt eine kleine Blutprobe, die man bei Kindern natürlich am besten mit sonstigen Blutuntersuchungen zusammen abnimmt. Diese wird dann an ein auf solche Untersuchungen spezialisiertes Labor geschickt. Da genetische Daten vom Gesetzgeber als besonders schützenswert gelten, erfolgen solche Untersuchungen nie ohne ärztliche Aufklärung und Einwilligung von Betroffenen bzw. Sorgeberechtigten. Auf dem Einwilligungsschein befindet sich auch ein Feld, wo man ankreuzen kann, ob man über Zufallsbefunde, wie die oben angesprochenen Risikofaktoren, informiert werden möchte oder nicht (sofern das für die vorgesehene Untersuchung überhaupt zutrifft).

Genetische Untersuchungen können immer nur nach dem aktuellen Wissensstand ausgewertet werden. Dieser nimmt jedes Jahr deutlich zu, da in diesem Bereich weltweit intensiv geforscht wird. Daher ist es nicht ungewöhnlich, dass bei einer Wiederholung einer genetischen Untersuchung nach ein paar Jahren eine Ursache einer Epilepsie gefunden wird, die man in der Voruntersuchung noch nicht finden konnte bzw. noch gar nicht kannte. Deshalb sollte man bei allen schwer verlaufenden, ursächlich ungeklärten Epilepsien eine genetische Ursache nicht ausschließen, wenn eine Untersuchung vor fünf oder mehr Jahren ergebnislos geblieben ist.

Die Behandlung von Epilepsien

Die meisten Epilepsien lassen sich gut mit Medikamenten behandeln. Je nach Art der Erkrankung führen auch die ketogene Diät oder Operationen zu guten Ergebnissen.

Seit dem Altertum hat man versucht, Epilepsien zu behandeln. Über Jahrhunderte wurde die Erkrankung nicht richtig verstanden, mystische Vorstellungen prägten das Bild und führten oft zu Teufels- und Dämonenaustreibungen. Auch medizinische Vorstellungen waren aus heutiger Sicht völlig abstrus, man glaubte an »Hirnsteine« und andere wissenschaftlich nicht haltbare Ursachen. Es gab auch kaum ein Mittel, das nicht zur Behandlung von Epilepsien ausprobiert wurde.

Eine erste wirksame Behandlung wurde erst im 19. Jahrhundert durch die Entdeckung der anfallshemmenden Wirkung von Bromsalzen entwickelt. Bromsalze wurden ursprünglich als Beruhigungsmittel verwendet, durch aufmerksame Beobachtung entdeckte man ihre Wirksamkeit bei Epilepsien. Mit den Bromsalzen hat sich das Leben vieler Epilepsiekranker entscheidend verbessert. Einige Betroffene wurden damit anfallsfrei, oft konnten Häufigkeit und Dauer großer Anfälle gemindert werden, gegen viele Anfallsformen waren sie jedoch unwirksam. Da man außerdem noch nicht genau wusste, dass sich die Bromsalze im Körper anreichern und so zu langsam zunehmenden Nebenwirkungen und Vergiftungserscheinungen führen können, war die Behandlung mit etlichen Problemen behaftet. Bromsalze werden auch heute noch bei bestimmten, anders nur schwer behandelbaren Epilepsien bei Kindern eingesetzt. Man beherrscht heute jedoch alle Probleme der Brom-Therapie.

Im 20. Jahrhundert hat die Zahl der Medikamente ganz langsam zugenommen, Anfang der 1970er Jahre kam es jedoch zu einer gewissen Stagnation. Erst mit der rasanten Entwicklung der Neurowissenschaften in den 1980er und 1990er Jahren kam es zu einer merkbaren Beschleunigung der Entwicklung und zur Zulassung mehrerer Medikamente, die als »neue Antiepileptika« bezeichnet wurden.

Heute steht die medikamentöse Behandlung von Epilepsien eindeutig im Vordergrund.

Bei einigen Herdepilepsien kann der Herd auch operativ entfernt werden, aber auch hier wird zunächst eine medikamentöse Therapie versucht. Weiterhin stehen mit der Implantation eines Vagusnerv-Stimulators (Seite 65) und der ketogenen Diät (Seite 63) zusätzliche Behandlungsmöglichkeiten zur Verfügung, insbesondere, wenn eine Operation nicht in Frage kommt.

Wenn hier Medikamente genannt werden, ist immer der Wirkstoff aufgeführt, nicht der Handelsname des Medikaments. Viele Wirkstoffe sind unter unterschiedlichen Medikamentennamen im Handel, die ständigen Veränderungen unterliegen. Sie finden den Wirkstoffnamen immer auf der Packung oder auf der Packungsbeilage.

Ist immer eine Behandlung notwendig?

Bei Epilepsien mit sehr geringer Anfallshäufigkeit und einer guten Chance auf spontane Ausheilung ist keine Behandlung notwendig. Manche Kinder haben auch nur einen einzigen Anfall in ihrem ganzen Leben. Deshalb wird üblicherweise nicht schon nach dem ersten Anfall mit einer Behandlung begonnen. Nach zwei Anfällen liegt das Risiko eines weiteren Anfalls jedoch bereits bei 73 Prozent, wobei er meistens innerhalb eines Jahres folgt. Daher wird eine Behandlung meistens beim Auftreten von zwei Anfällen innerhalb eines Jahres empfohlen.

Andererseits gibt es bei den sogenannten selbstlimitierenden Epilepsien (Seite 29) eine Chance auf eine spontane Ausheilung. Das ist am häufigsten bei der nur im Kindesalter auftretenden Rolando-Epilepsie (Seite 30) der Fall. Bei dieser Erkrankung liegt eine stark vom Stand der Hirnentwicklung abhängige Anfallsbereitschaft vor, die spätestens im Pubertätsalter endet.

Wahrscheinlich hat diese bei Kindern nicht seltene Epilepsieform dazu geführt, dass manchmal angenommen wird, Epilepsien des Kindesalters heilten generell im Pubertätsalter aus. Leider ist das bei den meisten Epilepsien nicht der Fall. Bei der ebenfalls häufigen kindlichen Absence-Epilepsie (Seite 27) kommt es bei etwa einem Drittel der unbehandelten Kinder zum spontanen Ausheilen der Anfälle – zu wenig, um dies ernsthaft als Perspektive für sein Kind anzunehmen. Bei behandelten Kindern mit Absence-Epilepsien liegen die Chancen bei über 80 Prozent, nach einer Behandlungsdauer von etwa zwei Jahren anschließend ohne weitere Einnahme von Medikamenten dauerhaft anfallsfrei zu bleiben. Man sollte also nicht allzu sehr auf die spontane Heilung hoffen.

Für eine Behandlung spricht, dass Anfälle im Kindesalter die Entwicklung des Gehirns stören können. Das kann nicht nur zu einer Verminderung der geistigen Leistungsfähigkeit führen, sondern das Gehirn so umstrukturieren, dass die Entstehung weiterer Anfälle dadurch wahrscheinlicher wird. Das trifft umso eher zu, je jünger die Kinder beim Beginn der Erkrankung sind. Oft kommen auch weitere Anfallsformen hinzu. So können nach einigen völlig undramatisch wirkenden Absencen oder myoklonischen Anfällen auch große Anfälle (Seite 13) hinzutreten. Deshalb richtet sich der Behandlungsbedarf nur wenig nach der Art der Anfälle, sondern hauptsächlich nach deren Häufigkeit. Mit zunehmender Zahl der Anfälle wird auch die Behandlung immer schwieriger.

Weiterhin sollte man bedenken, dass eine unbehandelte Epilepsie mit erheblichen Risiken verbunden ist. Da sich bei den meisten Kindern Anfälle ohne Vorzeichen ereignen, kommt es nicht selten zu Unfällen. Unfälle durch Sturz in der Wohnung sind bei Kindern meistens nicht so schwerwiegend, aber beim Klettern, auf der Treppe oder gar beim Radfahren sind Unfälle bereits wesentlich gefährlicher. Auch Ertrinkungsunfälle sind bei Epilepsien wesentlich häufiger. Man muss dabei gar nicht ans Schwimmbad denken, ein Anfall in der Badewanne kann ebenfalls zum Ertrinkungstod führen.

Neben den Unfällen haben Betroffene mit einer aktiven Epilepsie (also mit Anfällen) ein höheres Risiko zu versterben als gesunde Menschen gleichen Alters oder anfallsfreie Patienten. Näheres lesen Sie im Kapitel »Kann man an einer Epilepsie oder einem Anfall versterben?« (Seite 112).

Nicht zuletzt sind es auch die sozialen Folgen einer unbehandelten Epilepsie, die eine Behandlung erforderlich machen. Spielt es im frühen Kindesalter noch keine große Rolle, werden spätestens bei Jugendlichen mit einer aktiven Epilepsie Probleme bei der Lehrstellensuche auftreten. Auch Einschränkungen bei der Teilnahme am Straßenverkehr und der Erwerb eines Führerscheins sind weitere Beispiele für Probleme, die bei einer erfolgreichen Behandlung vermieden werden können. Mit der Behandlung der Epilepsie stellen wir also die Weichen für die Zukunft des Kindes.

Wie wirken anfallssuppressive Medikamente?

Anfallssuppressive Medikamente (ASM, überholte Bezeichnungen: Antiepileptika, Antikonvulsiva) sind eigentlich Anti-Anfalls-Medikamente; sie können nicht die Ursache einer Epilepsie zum Verschwinden bringen. Aus diesem Grund haben 2023 die deutschsprachigen Fachgesellschaften beschlossen, die bis dahin gängige Bezeichnung »antiepileptische Medikamente« oder »Antiepileptika« durch »Anfallssuppressive Medikamente« zu ersetzen (im Englischen »Antiseizure Medication«, kurz: ASM).

Anfallssuppressiva sollen die abnorme Erregbarkeit von Nervenzellen bei einer Epilepsie hemmen und dadurch das Gleichgewicht zwischen hemmender und erregender Signalübertragung wiederherstellen. Dabei gibt es hauptsächlich zwei Möglichkeiten: Die einen Medikamente hemmen die Erregbarkeit von Nervenzellen direkt, die anderen verstärken die Wirkung der körpereigenen hemmenden Signalübertragung. Viele Wirkstoffe haben mehrere Wirkungsmechanismen gleichzeitig, obwohl nur ein einziger Arzneistoff in dem Medikament enthalten ist. Noch komplizierter wird es dadurch, dass verschiedene Hirnregionen auf bestimmte Arzneistoffe unterschiedlich ansprechen. Die einzelnen Epilepsieformen reagieren jeweils auf bestimmte Gruppen von Wirkstoffen besser, auf andere schlechter. In Einzelfällen können die Anfälle sogar zunehmen, wenn ein ungünstiges Medikament eingesetzt wurde.

Durch den Wirkungsmechanismus an der Nervenzelle hält die Wirkung eines anfallssuppressiven Medikamentes nur an, solange eine ausreichende Menge davon im Gehirn vorhanden ist. Daher helfen diese Medikamente nur bei ständiger und regelmäßiger Einnahme. Die meisten Wirkstoffe führen zu einem wirksamen Spiegel (Seite 55), wenn sie zweimal am Tag eingenommen werden, bei einigen wenige Substanzen reicht auch eine Einmaldosis pro Tag.

Anfallssuppressive Medikamente wirken nicht nur an erkrankten Nervenzellen. Auch an gesunden Hirnzellen entfalten sie ihre Wirkung. Dies erklärt einen Großteil ihrer Nebenwirkungen. Allerdings kann sich das Gehirn an den Effekt eines Medikamentes gewöhnen, gesunde Hirnstrukturen tun das offenbar auch besser als die an der Erkrankung beteiligten. Wenn die Einnahme eines Medikaments mit einer niedrigen Dosis begonnen wird, die langsam bis zum Wirkungseintritt gesteigert wird, treten deutlich weniger Nebenwirkungen auf, als wenn man zu schnell mit einer voll wirksamen Dosis beginnt. Diese Gewöhnungseffekte bringen aber auch mit sich, dass man durch plötzliches Weglassen eines Medikaments Anfälle provozieren kann, sogar ein lebensbedrohlicher Status epilepticus (Seite 22) kann dadurch ausgelöst werden.

Eine inkonsequente Einnahme ist also nicht nur meistens unwirksam, sondern kann auch gefährlich sein. Anfallssuppressive Medikamente sollten immer nur in kleinen Schritten und in Absprache mit den behandelnden Ärztinnen und Ärzten abgesetzt werden. Nur in Ausnahmesituationen, z. B. bei Auftreten allergischer oder anderer akuter unerwünschter Reaktionen, kann ein Medikament rasch abgesetzt werden. Meistens verabreicht man dann aber sofort einen Ersatzwirkstoff.

Wie wird eine Epilepsie »eingestellt«?

Der etwas mechanisch klingende Begriff »einstellen« bedeutet, eine individuell angepasste Behandlung für den einzelnen Patienten oder die einzelne Patientin zu finden. Es gibt kein Supermedikament, das die Anfälle bei jedem Betroffenen beseitigen kann. Es gibt aber für jede Epilepsieform heute mehrere Medikamente, die wirksam sein können. Eine individuelle Einstellung ist aus folgenden Gründen notwendig:

- Bei jeder Epilepsieform kommt eine bestimme Anzahl von Medikamenten in Frage, andere sind ungeeignet.
- Jedes Medikament wirkt nur bei einem bestimmten Prozentsatz der Betroffenen. Bei Erstbehandlungen liegen die Erfolgsquoten durchschnittlich um die 50 Prozent, bei einigen Epilepsieformen darüber oder auch deutlich darunter. Es gibt keine Untersuchungsmethoden, die den Erfolg einer Behandlung bei einzelnen Betroffenen vorher abschätzen lassen. Es müssen also oft mehrere Medikamente nacheinander ausprobiert werden.
- Jeder Patient, jede Patientin spricht auf eine individuelle Dosis an. Um unnötig hohe Dosierungen zu vermeiden, fängt man mit einer niedrigen Dosis an und steigert diese, solange noch Anfälle auftreten, bis zum Wirkungseintritt. Die Grenze ist erreicht, wenn unerwünschte Nebenwirkungen auftreten.
- Eine langsame Eindosierung verbessert nebenbei die Verträglichkeit. Bei manchen Wirkstoffen wie beispielsweise Lamotrigin ist dieses Vorgehen auch zwingend, weil sonst Allergien gegen den Wirkstoff provoziert werden können.
- Bei manchen Betroffenen reicht ein Medikament zur Behandlung der Anfälle nicht aus. In diesen Fällen kann die Kombination von zwei, in seltenen Fällen auch von

drei Medikamenten noch eine entscheidende Verbesserung bringen.
- Bei jedem Medikament gibt es einen gewissen Prozentsatz von Patienteninnen und Patienten, die auch bei einer normalen Dosierung bereits unerwünschte Nebenwirkungen zeigen. Auch das lässt sich nicht vor der Verabreichung eines Medikamentes vorhersagen. Heute stehen ausreichend viele Arzneistoffe zur Behandlung von Epilepsien zur Verfügung, sodass es bei schlechter Verträglichkeit fast immer eine Ausweichmöglichkeit gibt.

Wie läuft die Therapie ab?

In der Praxis beginnt man mit einem Medikament, das bei der entsprechenden Epilepsieform bewährt ist, und steigert die Dosis nach einem Stufenplan langsam bis zu einer niedrigen wirksamen Dosis. Wirkt das Medikament nicht ausreichend, steigert man die Dosis nach ausreichender Zeit. Wirken auch höhere Dosen nicht oder führen sie zu unerwünschten Effekten, ersetzt man das Medikament durch ein anderes. Dabei werden die Medikamente oft überlappend gegeben, man senkt langsam die Dosis des ersten Medikaments und verabreicht eine zunehmende Dosis des neuen. Wenn zwei oder drei Medikamente versucht wurden, ohne dass Anfallsfreiheit erreicht wurde, wird man meistens eine Kombinationsbehandlung mit zwei Medikamenten versuchen, wobei man das bessere der beiden versuchten Medikamente als Grundlage nimmt und ein weiteres hinzufügt.

Manchmal entsteht bei Eltern und Betroffenen der Eindruck, dass der Arzt nur »herumprobiert«. Beim jetzigen Stand der Wissenschaft ist das Ausprobieren mehrerer medikamentöser Behandlungen oft nicht zu vermeiden, da eine genaue, individuelle Vorhersage des Erfolgs eines Wirkstoffs nicht möglich ist. Es handelt sich jedoch nicht um ein wahlloses Vorgehen, sondern um überlegte Abfolgen von Therapieversuchen.

Nachdem es über 35 für die Behandlung von Epilepsien zugelassene Wirkstoffe gibt und immer wieder neue Medikamente dazukommen, würde es hier den Rahmen sprengen, diese Wirkstoffe einzeln zu besprechen.

Für seltene Erkrankungen, die meistens genetisch basiert sind, gibt es einige Wirkstoffe, die eine spezielle Zulassung nur für bestimmte Krankheitsbilder haben. Sie werden als »Orphan Drugs« bezeichnet. Beispiele sind Fenfluramin und Stiripentol zur Behandlung des Dravet-Syndroms oder Cannabidiol zur Behandlung des Dravet- (Seite 33) und des Lennox-Gastaut-Syndroms (Seite 34).

Cannabis als Anfallssuppressivum?

Wegen vieler Berichte in den Medien zu Cannabis als Medikament, die teilweise über das Ziel hinausschießen, soll den Cannabis-Wirkstoffen hier ein eigener Absatz gewidmet werden. Cannabis (Hanf) enthält besondere Wirkstoffe, die man als Cannabinoide bezeichnet. Das Besondere ist, dass wir in unserem Nervensystem ähnlich strukturierte Botenstoffe haben, die den Informationsaustausch zwischen Nervenzellen regeln. Von diesen Cannabinoiden sind das Cannabidiol (CBD) und das Tetra-Hydro-Cannabinol (THC) gut erforscht, es gibt aber über 50 weitere Cannabinoide, über deren eventuelle medizinische Wirkungen noch sehr wenig bekannt ist. THC wird für den Effekt von Haschisch bzw. Marihuana als Droge verantwortlich gemacht. Diese Substanz kann sowohl anfallshemmende als auch anfallsprovozierende Wirkungen haben und kommt wegen ihren Wirkungen auf die Psyche als Anfallssuppressivum nicht in Frage.

Anders sieht es bei Cannabidiol aus, das in relativ hohen Dosierungen anfallshemmende Wirkungen hat. Cannabidiol wurde in mehreren Studien bei einigen schwer behandelbaren Epilepsien als wirksam identifiziert und ist momentan zur Behandlung des Dravet-Syndroms (Seite 33), des Lennox-Gastaut-Syndroms (Seite 34) und von Anfällen im Rahmen der tuberösen Sklerose in Kombination mit weiteren Medikamenten zugelassen. Studien zu weiteren Epilepsie-Syndromen laufen.

Durch die für eine anfallssuppressive Wirkung notwendigen hohen Dosen kann man durch Rauchen von Marihuana, durch Hanf-Extrakt oder frei verkäufliche CBD-Öle keine wirksamen Mengen von Cannabidiol zu sich nehmen. Cannabidiol wird manchmal gelobt, weil es sich um einen Naturstoff handelt. In den notwendigen Dosierungen kann es aber auch nennenswerte Nebenwirkungen auf das Verhalten der Kinder oder das Verdauungssystem haben. Es ist daher keine »bessere« Alternative zu sonstigen anfallssuppressiven Medikamenten. Es kann bei Betroffenen mit den hier genannten schweren Krankheitsbildern jedoch eine Verringerung der Anfallshäufigkeit bringen.

Was ist ein Medikamentenspiegel?

Manchmal wird bei der Behandlung von Epilepsien der Blutspiegel (auch Plasmaspiegel) von Medikamenten gemessen. Damit kann man feststellen, welche Menge des Arzneistoffs sich gerade in einer standardisierten Blutmenge befindet. Nur der im Blut vorhandene Anteil eines Arzneimittels kann in das Gehirn gelangen, wo die Anfallssuppressiva ihre Wirkung entfalten.

Wenn man ein Medikament einnimmt, wird es im Laufe von Minuten bis zu wenigen Stunden über die Verdauungsorgane an das Blut abgegeben. Gleichzeitig baut der Körper in jeder Stunde einen bestimmten Anteil des Medikaments wieder ab (Abb. Seite 56). Sowohl die Aufnahme als auch der Abbau eines Medikaments sind individuell unterschiedlich. Daher kann die gleiche Dosis bei unterschiedlichen Patientinnen und Patienten zu unterschiedlichen Blutspiegeln führen. Nimmt man ein Medikament regelmäßig ein, so schwankt der Spiegel zwischen einem Tiefstwert, der meistens morgens vor Einnahme der ersten Tablette erreicht ist, und einem Höchstwert, wenn der Wirkstoff ins Blut übergegangen ist. Ein Anfallssuppressivum wirkt nur dann richtig, wenn der Tiefstwert ein ebenfalls individuelles Minimum nicht unterschreitet. Bei der Behandlung von Epilepsien misst man daher immer die Tiefstwerte morgens vor der Einnahme.

Die Bestimmung von Blutspiegeln ist dann wichtig, wenn ein Medikament nicht ausreichend wirkt oder bereits bei einer durchschnittlichen Dosis erhebliche Nebenwirkungen aufgetreten sind. Auch bei der Kombination von Medikamenten kann sich der Spiegel des ursprünglich eingenommenen Medikaments durch Wechselwirkungen ändern (Seite 61). Es gibt einzelne Medikamente, bei denen keine eindeutige Beziehung zwischen Blutspiegel und Wirkung besteht. Das ist insbesondere dann der Fall, wenn der Wirkstoff in der Hirnzelle länger verbleiben kann als im Blut. Hier ergeben Spiegelbestimmungen wenig Sinn.

Ein Medikamentenspiegel zeigt die Konzentration eines Medikaments im Blut.

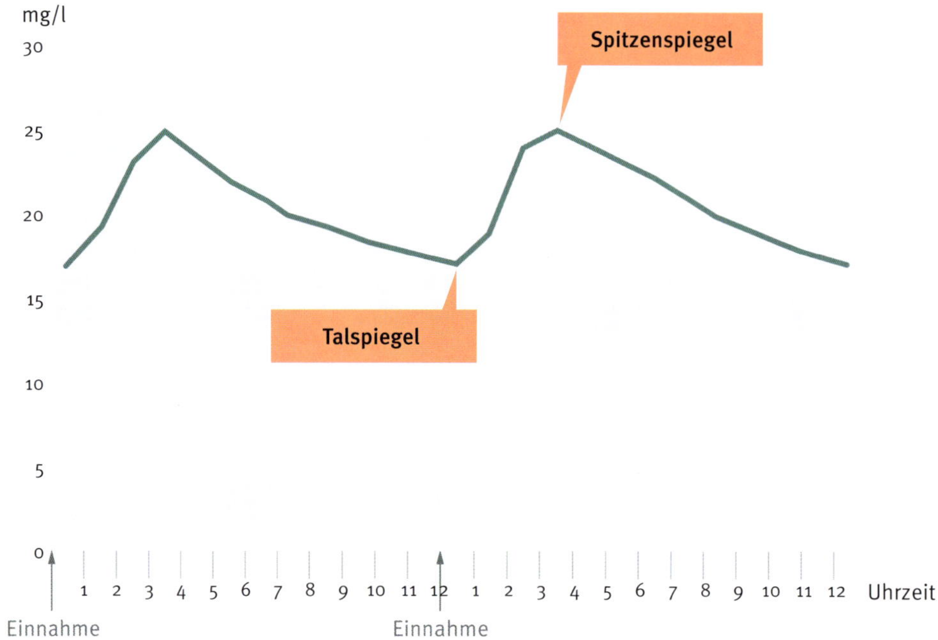

Nebenwirkungen und Risiken anfallssuppressiver Medikamente

Eine der Hauptängste von Eltern epilepsiekranker Kinder sind mögliche Nebenwirkungen der Medikamente. Nebenwirkungen von Anfallssuppressiva betreffen hauptsächlich das Nervensystem, wo außer der Hemmung der Anfälle auch unerwünschte Effekte auftreten können. Diese unerwünschten Wirkungen halten so lange an, wie das Medikament eingenommen wird, bilden sich also bei einem Wechsel des Präparats oder nach Ende der Behandlung wieder zurück. Gefährliche Nebenwirkungen sind sehr selten.

Erregungszustand

Die häufigste Nebenwirkung ist Müdigkeit. In einer 1997 durchgeführten Umfrage von Pfäfflin und Mitarbeitern an 1 300, allerdings vorwiegend erwachsenen Betroffenen wurde diese Nebenwirkung von 29 Prozent der Befragten angegeben. Meistens ist die Müdigkeit nicht so schwerwiegend, dass sie zum Leistungsabfall führt, manchmal aber doch. Etwa 14 Prozent klagten über Konzentrationsschwierigkeiten, 11 Prozent über Schwindel. Bei diesen Nebenwirkungen bestehen große Unterschiede zwischen den verschiedenen Medikamenten. Sie können jedoch auch bei Wirkstoffen auftreten, für die diese Nebenwirkungen nicht charakteristisch sind.

Manche Kinder reagieren auf bestimmte Anfallssuppressiva auch mit Unruhe und Hyperaktivität. Hier unterscheiden sich Kinder deutlich von Erwachsenen, bei denen diese Nebenwirkung viel seltener auftritt. Das kann auch bei Substanzen der Fall sein, denen man bei Erwachsenen eher müde machende Wirkungen nachsagt.

Übergewicht

Bei der Einnahme von Medikamenten, die Valproinsäure (oder Natriumvalproat) oder Pregabalin enthalten, kommt es häufig zu einer erheblichen Appetitzunahme und zu Übergewicht. Das kann besonders bei Epilepsien des Jugendalters störend sein, die über viele Jahre behandelt werden müssen.

Leberschäden

Häufig werden Leberschäden bei der Einnahme von Anfallssuppressiva befürchtet. Für die meisten neueren Anfallssuppressiva sind keine Leberschäden bekannt. Bei sehr langer Einnahme von Carbamazepin, Barbituraten oder Phenytoin können chronische Leberschäden vorkommen. Akute Leberschäden können in Form einer Überempfindlichkeitsreaktion auftreten. Das ist im Kindesalter besonders bei der Valproinsäure bekannt. Das Risiko hierfür liegt bei etwa 1:500 bei Kleinkindern unter zwei Jahren und fällt bis zum Erwachsenenalter auf rund 1:500 000 ab. Als Ursache hierfür nimmt man eine genetisch bedingte Empfindlichkeit gegen den Wirkstoff an. Vorbestehende Lebererkrankungen und erbliche Lebererkrankungen in der Familie erhöhen das Risiko. Durch eine sorgfältige Beachtung dieser Faktoren konnten die Risiken einer solchen Behandlung in den letzten zehn Jahren stark gesenkt werden.

Knochenstoffwechsel

Früher spielte auch eine Störung des Knochenstoffwechsels eine Rolle, die zu einer Verminderung der Stabilität der Knochen (Osteoporose) führen konnte. Sie entsteht durch einen durch die Medikamente bedingten zu schnellen Abbau von Vitamin D, das für den Kalziumstoffwechsel wichtig ist. Dieses Problem tritt beim Einsatz moderner Anfallssuppressiva kaum noch auf. Man kann es durch Blutuntersuchungen, die den Kalziumstoffwechsel erfassen, in größeren Zeitabständen überprüfen und gegebenenfalls mehr Vitamin D verabreichen. Da Knochenerweichungen vor allem bei mehrfach behinderten Kindern und Jugendlichen auftreten, die in ihrer Beweglichkeit stark eingeschränkt sind, handelt es sich meistens um ein multifaktorielles Geschehen. Dass Anfallssuppressiva allein als Ursache für die Knochenerweichung in Frage kommen, ist nicht schlüssig bewiesen.

Kurzatmigkeit

Bei Epilepsien im Kindesalter wird oft Sultiam eingesetzt, eine Substanz, bei der die beschriebenen Nebenwirkungen am Nervensystem nur recht selten auftreten. Es wirkt über die Beeinflussung des Säurehaushalts des Körpers. Bei manchen Kindern steuert der Körper gegen und versucht, die Säure über verstärktes Ausatmen von Kohlensäure wieder loszuwerden. Die dadurch resultierende Kurzatmigkeit kann als unangenehm empfunden werden oder die körperliche Leistungsfähigkeit beeinträchtigen. Sie ist völlig harmlos und hält sich in erträglichen Grenzen, manchen Kindern ist sie aber lästig. Manchmal hilft eine Senkung der Dosis, manchmal muss auch das Medikament gewechselt werden.

Allergien

Wie bei den meisten anderen Medikamenten können auch allergische Reaktionen auf Anfallssuppressiva auftreten. Sie äußern sich in meist juckenden Hautausschlägen, in schweren Fällen auch in einer Blasenbildung. Solche Allergien treten fast nur in den ersten beiden Behandlungswochen auf. Eine Allergie zwingt dazu, das jeweilige Medikament sofort wieder abzusetzen. Meistens muss dann aber sofort mit einem anderen Anfallssuppressivum weiter behandelt werden.

Wichtig ist, bei allergischen Reaktionen rasch ärztlichen Rat einzuholen. Hautausschläge können bei Kindern aus vielen Gründen auftreten und müssen nicht immer eine Allergie sein.

Verhaltensprobleme

Verhaltensprobleme wie Unruhe, Aggressivität und Schlafstörungen können als Nebenwirkung von Anfallssuppressiva auftreten oder sich verschlimmern. Ein Zusammenhang mit einem Medikament ist auch hier nur anzunehmen, wenn die Probleme kurz nach Beginn der Behandlung oder nach einer Dosissteigerung auftreten.

Manchmal können solche Symptome auch vorübergehend auftreten, wenn plötzlich viel seltener Anfälle auftreten als vorher. Das Gehirn muss ich dann an diese neuen Bedingungen oft erst gewöhnen. Besprechen Sie solche Probleme unbedingt mit dem behandelnden Arzt oder der behandelnden Ärztin.

Müdigkeit, Schwindel, Gangstörungen

Das Auftreten dieser Symptome kann Zeichen einer individuellen Überdosierung eines Medikamentes sein. In diesem Fall sollten Sie sich rasch, auch telefonisch, an die Behandelnden wenden.

Appetitlosigkeit

Appetitverlust kann bei einigen wenigen anfallssuppressiven Medikamenten als Nebenwirkung auftreten und verlangt meistens entweder eine Dosisreduktion oder das Absetzen dieses Medikaments.

Schwere Nebenwirkungen

Es sind nur wenige Anfallssuppressiva mit besonderen Risiken in Gebrauch. Das betrifft vor allem die Wirkstoffe Vigabatrin und Felbamat.

Vigabatrin wird heute nur noch bei einigen schwer behandelbaren Epilepsien, wie dem West-Syndrom (Seite 32), oder bei der sogenannten tuberösen Hirnsklerose eingesetzt. Nachteil des ansonsten eher

Nebenwirkungen mitteilen

Wichtig ist, dass Sie bei Auftreten unerwarteter oder unerwünschter Nebenwirkungen mit Ihrer Ärztin oder Ihrem Arzt sprechen. Viele Nebenwirkungen fallen bei einer Untersuchung in der Sprechstunde nicht auf. Nur Sie können Ihr Kind ständig im Alltag beobachten und dabei auch das Auftreten mancher Nebenwirkungen erkennen. Oft lässt sich eine besser verträgliche Alternative finden, wenn Nebenwirkungen bekannt sind.

gut verträglichen Medikaments ist, dass es Einengungen des Gesichtsfelds verursachen kann. Meistens handelt es sich nur um eine unmerkbare Abschwächung der Sehkraft am äußersten Rand des Gesichtsfelds, ein Problem, das fast jeder Brillenträger durch sein Brillengestell hat. In seltenen Fällen kann es jedoch zu einer ernsten Gesichtsfeldeinschränkung kommen, die eine Art »Tunnelblick« zur Folge hat. Ein Absetzen des Medikaments führt nur gelegentlich zur Besserung. Trotzdem kann der Nutzen dieses Medikaments bei sonst schwer behandelbaren Epilepsien die Risiken überwiegen.

Felbamat kann Störungen der Blutbildung verursachen, die man nur durch häufige Blutentnahmen rechtzeitig erkennen und erfolgreich behandeln kann. Dieses Medikament wird auch nur bei schwer behandelbaren Epilepsien eingesetzt, wenn andere Medikamente versagt haben.

Anfallssuppressiva und Schwangerschaft

Eine Schwangerschaft ist zwar kein großes Thema für ein Buch, das sich mit Erkrankungen bei Kindern und Jugendlichen beschäftigt, oft muss aber die Medikation bis ins Erwachsenenalter weiter eingenommen werden. Mehr über dieses Thema lesen Sie im Kapitel »Schwangerschaft« (Seite 102).

Anleitung zum Lesen von Beipackzetteln

Wenn Sie den Beipackzettel eines Arzneimittels lesen, fragen Sie sich bei der langen Liste von Risiken und Nebenwirkungen vielleicht, ob Sie dieses Medikament Ihrem Kind guten Gewissens geben können.

Der Beipackzettel gibt Aufschluss über die Zusammensetzung des Medikaments. Hier finden Sie den enthaltenen Hauptwirkstoff. In diesem Buch wird immer auf Wirkstoffe, nie auf die Handelsnamen Bezug genommen.

Dosierungsempfehlungen

Dosierungsempfehlungen haben nur einen unverbindlichen Charakter, die Beipackzettel geben durchschnittliche Dosierungen an. Besonders Kleinkinder benötigen, umgerechnet auf das Körpergewicht, oft besonders hohe Dosierungen, weil sie viele Medikamente viel schneller wieder ausscheiden als ältere Kinder oder Erwachsene. Daher kann die von Ihrem Arzt oder Ihrer Ärztin verordnete Dosis deutlich von Empfehlungen des Beipackzettels abweichen.

Nebenwirkungen

Nebenwirkungen (oft als unerwünschte Wirkungen bezeichnet) müssen nach dem aktuell gültigen Arzneimittelgesetz vollständig angegeben werden, gleichgültig ob ein Zusammenhang mit dem Präparat erwiesen ist oder nicht. Das kann für Betroffene und Eltern sehr irritierend sein, deshalb möchte ich hier etwas näher darauf eingehen:

Jedes Medikament kommt erst nach einer langen Reihe von klinischen Prüfungen zur Zulassung. Bis ein Präparat in den Handel kommt, ist es in der Regel an mehreren tausend Betroffenen auf Wirksamkeit und Verträglichkeit geprüft worden. Der Hersteller ist verpflichtet, alle während dieser Testphase (und später) bekannt werdenden unerwünschten Ereignisse auf den Beipackzettel zu schreiben. Er darf keine Annahmen darüber treffen, ob das Medikament dafür verantwortlich sein kann oder nicht. Das könnte zur Unterdrückung von Informationen führen, die die Entdeckung seltener unerwünschter Effekte verhindern könnte. Dadurch kommen aber auch Erkrankungen auf den Beipackzettel, die kaum durch das Medikament verursacht sein können. Atemwegsinfektionen werden zum Beispiel immer dabei sein, weil während jeder Studienphase einige Patienten und Patientinnen an einem Schnupfen leiden. Auch Knochenbrüche (durch Unfälle) finden sich unter den unerwünschten Ereignissen, selbst Herzinfarkte können aufgeführt sein, ohne dass das Medikament zu Herzinfarkten führen kann.

Ein Zusammenhang unerwünschter Wirkungen mit einem Medikament ist wahrscheinlich, wenn sie häufiger auftreten. Beipackzettel enthalten oft Angaben zur Häufigkeit. Dabei bedeuten:

- selten: in weniger als 1 Prozent der Fälle
- häufig: in 1 Prozent bis unter 10 Prozent der Fälle
- sehr häufig: in mehr als 10 Prozent der Fälle

Wechselwirkungen

Weiterhin sind Wechselwirkungen mit anderen Arzneimitteln angegeben. Das ist sehr wichtig, da vor allem der Abbau von Medikamenten durch weitere eingenommene Medikamente beeinflusst werden kann. Das kann dazu führen, dass die eingenommene Medikamentendosis in bestimmten Kombinationen zu verminderten oder erhöhten Blutspiegeln und entsprechenden ungünstigen Effekten führt. Das sind Probleme, die der verordnende Arzt oder die verordnende Ärztin berücksichtigen muss. Daher ist es wichtig, dass Sie beim Besuch anderer Fachärztinnen und -ärzte, die nicht in die Behandlung der Epilepsie involviert sind, immer sagen, dass Anfallssuppressiva eingenommen werden.

Wechselwirkungen können auch mit Tees oder Fruchtsäften wie Johanniskrauttee oder Grapefruitsaft auftreten. Sie enthalten Stoffe, die den Abbau von Arzneistoffen beschleunigen, auch wenn sie nicht gleichzeitig mit dem Medikament eingenommen wurden. Einige wenige Arzneistoffe, zum Beispiel Stiripentol, haben auch Wechselwirkungen mit Koffein; das betrifft auch Cola-Getränke.

Kontraindikationen

Kontraindikationen sind Erkrankungen, bei denen man ein bestimmtes Medikament entweder nicht oder nur unter Berücksichtigung besonderer Vorsichtsmaßnahmen einnehmen sollte. Bei Kindern, die meistens keine Erkrankungen mehrerer Organsysteme haben, spielt das noch eine untergeordnete Rolle. Wichtig ist aber, dass die Ärztin oder der Arzt bei der Verordnung einer Therapie über alle zusätzlichen Erkrankungen des Kindes Bescheid weiß.

Besondere Angaben zur Einnahme

Bei einigen Arzneistoffen hängt die Aufnahme des Arzneistoffs aus dem Magen oder Darm von gleichzeitig aufgenommenen Nahrungsbestandteilen ab. Das kann dann bedeuten, dass das jeweilige Medikament eher vor oder nach den Mahlzeiten eingenommen werden sollte oder dass bestimmte Nahrungsmittel nicht gleichzeitig mit dem Medikament verzehrt werden sollten. Bei ein bis zwei Stunden Abstand zur Mahlzeit spielt das dann aber keine Rolle mehr.

Angaben zur Aufbewahrung und Handhabung

Diese Angaben sind wichtig und unbedingt zu beachten, um die bestmögliche Wirksamkeit eines Medikamentes zu erhalten. Manche Arzneimittel müssen gekühlt aufbewahrt werden (zum Beispiel Diazepam-Rektiolen), um die volle Wirksamkeit zu erhalten. Bei Medikamenten, die als Pulver geliefert und erst aufgelöst werden müssen, sollten Sie die Anweisungen hierzu genau beachten. Außerdem ist das dann aufgelöste Medikament meist nur sehr kurz haltbar und sollte möglichst unmittelbar nach dem Auflösen verabreicht werden.

Wie lange muss eine Epilepsie behandelt werden?

Normalerweise muss eine Epilepsie jahrelang behandelt werden. Wird keine Anfallsfreiheit, sondern nur eine Senkung der Anfallshäufigkeit erreicht, kann man die Therapie in der Regel überhaupt nicht beenden.

Bei anfallsfrei gewordenen Kindern und Jugendlichen hängt die Behandlungsdauer von der Epilepsieform ab. Die gutartigen idiopathischen Herdepilepsien des Kindesalters und Absence-Epilepsien heilen bei Anfallsfreiheit unter Therapie oft innerhalb von zwei Jahren vollständig aus und bedürfen keiner längeren Therapie. Einige im Jugendalter neu auftretende Epilepsieformen, wie die myoklonische Epilepsie des Jugendalters (Seite 28), sind hingegen zwar gut behandelbar, neigen aber zu einem sehr hohen Prozentsatz zu Rückfällen, wenn die Behandlung abgesetzt wird.

Bei den meisten anderen Epilepsien kann nach drei Jahren Anfallsfreiheit versucht werden, die Medikamente schrittweise abzusetzen. Statistisch geht das in etwa 70 Prozent der Fälle gut. Die meisten Rückfälle treten im ersten Jahr nach dem Absetzen der Medikamente auf. War es sehr schwierig, Anfallsfreiheit zu erreichen, sollte man mit dem Absetzen von Medikamenten besonders vorsichtig sein. Ungünstig ist das Absetzen von Medikamenten im Übergang vom Jugend- zum Erwachsenenalter. Hier können Rückfälle beim Erwerb der Fahrerlaubnis oder beim Einstieg ins Berufsleben besonders störend sein.

Alternativen zu Anfallssuppressiva

Es gibt keine Belege dafür, dass sich Epilepsien durch allgemein zugängliche Heilpflanzen, Homöopathika oder durch andere Naturheilverfahren erfolgreich behandeln lassen. Auch eine Akupunktur beeinflusst die Anfallshäufigkeit im Allgemeinen nicht. Im Laufe der Geschichte wurde bei Epilepsien so gut wie alles versucht, einschließlich Teufelsaustreibungen. Es gibt jedoch einige wenige Behandlungsmöglichkeiten, die nicht auf der Verabreichung anfallssuppressiver Medikamente beruhen und auch in der Behandlung von Epilepsien verwendet werden.

Vitamin B_6

Vitamin B_6 greift in den Stoffwechsel von Neurotransmittern ein und kann daher eine anfallssuppressive Wirkung haben. Es gibt eine seltene angeborene Stoffwechselerkrankung, die nur mit einer erhöhten Zufuhr von Vitamin B_6 behandelbar ist. Diese sogenannte »Vitamin-B_6-abhängige Epilepsie« tritt meistens bereits im Neugeborenenalter auf. Aber auch andere Epilepsien, in der Regel mit Beginn im ersten Lebensjahr, können dadurch verursacht sein. Nach einer Testdosis Vitamin B_6 hören die Anfälle meistens innerhalb kurzer Zeit auf. Die Behandlung besteht darin, der Nahrung eine erhöhte Menge Vitamin B_6 hinzuzufügen.

In sehr hohen Dosierungen (etwa das Tausendfache des Tagesbedarfs) kann Vitamin B_6 auch bei Epilepsien wirksam sein, die andere Ursachen haben. In dieser Dosis hat das Vitamin aber beträchtliche Nebenwirkungen wie Übelkeit, Erbrechen, Leberfunktionsstörungen oder das Auslösen bestimmter Nervenerkrankungen. Diese Nebenwirkungen übersteigen die der gebräuchlichen Anfallssuppressiva, daher sind solche Behandlungsmaßnahmen nicht zu empfehlen.

Ketogene Diät

Seit dem Mittelalter ist bekannt, dass während des Fastens bei vielen Patienten weniger Anfälle auftreten. Nach Ende des Fastens treten sie aber wieder auf, daher ist das keine geeignete Therapiemaßnahme (und bei Kindern gefährlich). Beim Fasten ernährt sich das Gehirn nicht vom Blutzucker, sondern von Fettabbauprodukten, den sogenannten Ketonkörpern. Wenn die Hirnzellen ihren Energiebedarf aus Ketonkörpern decken, sinkt bei vielen Patienten die Anfallsbereitschaft.

Diesen Zustand kann man auch dadurch erreichen, dass man seinen Kalorienbedarf statt aus der üblichen Mischkost praktisch ausschließlich aus Fett deckt. Die sonstigen Nahrungsbestandteile sind nur so weit enthalten, dass keine Mangelerscheinungen auftreten. Dies erfordert sehr weitreichende ernährungswissenschaftliche Kenntnisse, man sollte eine derartige Diät nur unter ärztlicher Aufsicht und mit dem Rat einer in dieser Diät erfahrenen Ernährungsberaterin durchführen. Die Nahrung besteht dabei vorwiegend aus Nüssen, Pflanzenölen und Schlagsahne. Bestimmte ballaststoffreiche Produkte können hinzugefügt werden, um die Diät essbarer zu machen. Das häufigste Problem ist, dass Kinder die Diät verweigern. Für Kinder, die noch aus der Flasche trinken, ist auch ein Fertigprodukt im Handel, das wie Milchnahrung verabreicht wird.

Wegen der genannten Probleme mit der ketogenen Diät wird sie erst empfohlen, wenn einige medikamentöse Behandlungsversuche versagt haben. Die Erfolgsquoten liegen dann bei 25 bis 30 Prozent. Eine Ausnahme besteht bei einer seltenen Störung des körpereigenen Zuckertransports, wo diese Diät die einzige erfolgversprechende Behandlung darstellt.

Hormone

Einige Epilepsien im Kindesalter lassen sich durch Hormone behandeln. Eine praktische Rolle spielen hier Cortisonabkömmlinge und ACTH (adrenocorticotropes Hormon) für das West-Syndrom (Seite 32) und einige andere schwer zu behandelnde Epilepsien des Kleinkindalters.

Das ACTH steigert die körpereigene Produktion von Cortison, es scheint aber auch noch zusätzliche Eigenwirkungen bei Epilepsien zu besitzen. Gleichgültig, welche Variante man wählt: Die Behandlung ist durch die Nebenwirkungen des Cortisons belastet. Das sind vorwiegend eine massive Gewichtszunahme, eine verminderte Immunabwehr und Störungen des Knochenstoffwechsels. Es können auch Erkrankungen des Herzmuskels ausgelöst werden. Die Wirksamkeit ist bei einigen Epilepsien sehr hoch und übersteigt die Erfolgsquote aller anderen eingesetzten Medikamente. Die Behandlung kann wegen der Nebenwirkungen aber nur über einen begrenzten Zeitraum durchgeführt werden.

Oft bringt eine Hormonbehandlung über einige Wochen eine bisher unbehandelbare Epilepsie zum Stillstand, häufig mit dauerhaft anhaltendem Erfolg. Daher bleibt trotz der Nebenwirkungen diese Therapie unverzichtbar bei einigen Epilepsieformen. In den meisten Fällen wird man heute jedoch vorher versuchen, ob das gleiche Ergebnis nicht auch durch Anfallssuppressiva zu erzielen ist. In einigen Fällen kann versucht werden, das Cortison kurzzeitig in Blöcken mit anschließender längerer Pause zu verabreichen. Das verringert die Nebenwirkungen erheblich, die Wirksamkeit ist leider auch nicht so gut wie ein längerer Block.

Biofeedback und Selbstkontrolle

Mit Biofeedback, einer erlernbaren Selbststeuerung des EEG, oder der Selbstkontrolle sich ankündigender Anfälle durch intensive Konzentration auf bestimmte Inhalte während einer Aura (Seite 22) lässt sich die Anfallshäufigkeit in manchen Fällen günstig beeinflussen. Diese Behandlungsmethoden setzen ein hohes Maß an Eigenbeobachtung und Motivation voraus und sind als unterstützende Maßnahmen bei Jugendlichen einsetzbar. Die erlernbare Selbstkontrolle ist nur bei Herdepilepsien mit einer Aura möglich. Insgesamt haben diese Verfahren bei der Behandlung epilepsiekranker Kinder keine Bedeutung.

Operative Behandlung von Epilepsien

Manche Epilepsien können durch eine Operation behandelt werden. Das ist prinzipiell nur bei Herdepilepsien möglich und erfordert, dass die betroffene Gehirnregion ohne schwerwiegende Nachteile für das Kind entfernt werden kann. Während man früher die Operation auf Betroffene mit nur einem Herd beschränkt hat, kommt heute eine operative Behandlung auch bei Epilepsien mit mehreren Herden in Frage, wenn entweder ein »führender Herd« vorliegt oder eine operative Entfernung an mehreren Stellen des Gehirns möglich ist.

Eine Operation kann zu einer vollständigen Heilung einer Epilepsie führen, wenn es möglich ist, das gesamte Herdgebiet operativ zu entfernen. Bei einem weiteren Anteil von Betroffenen bessert sich die Epilepsie insofern, als wenigstens mit Medikamenten eine Anfallsfreiheit erzielt werden kann. Leider wird von der chirurgischen Behandlung von Epilepsien zu wenig oder zu spät Gebrauch gemacht. Insbesondere bei Kindern, bei denen häufige Anfälle die Entwicklung beeinträchtigen, ist es ungünstig, zu lange mit einer operativen Behandlung zu warten.

Voraussetzung für eine Operation ist eine Epilepsie, die durch ihre Anfälle die Lebensqualität des Kindes stört oder die Entwicklung beeinträchtigt und mit Medikamenten nicht befriedigend zu behandeln ist. Wie lange man medikamentöse Behandlungen versucht, hängt von verschiedenen Bedingungen ab:

- der Ursache der Epilepsie: Es gibt einige Fehlbildungen des Gehirns und Tumoren (auch »nicht wachsende«), bei denen sehr gute operative und sehr schlechte medikamentöse Erfolge erzielt werden. Herdepilepsien, deren Ursache nicht erkennbar ist, haben auch schlechtere operative Behandlungsergebnisse.
- der Beeinträchtigung des Kindes: Bei Kleinkindern mit häufigen Anfällen und Entwicklungsstillstand ist die Behandlung dringender als bei Jugendlichen mit gelegentlichen Anfällen.
- möglichen ungünstigen Folgen der Operation: Es gibt Hirnregionen, wo eine operative Entfernung zu Störungen der Sprache, des Gedächtnisses, der Bewegungsfähigkeit, des Sehens usw. führen kann, die gegen eine Operation überhaupt oder gegen eine frühe Operation sprechen können.

Vor einer operativen Behandlung sind umfangreiche Untersuchungen notwendig. In aller Regel ist es notwendig, ein mehrtägiges Langzeit-EEG (Seite 44) mit gleichzeitiger Videoaufzeichnung (Monitoring genannt) durchzuführen, um zu zeigen, dass alle Anfälle aus den verdächtigten Gehirnregionen stammen. Für so ein EEG werden mehr Elektroden benutzt als sonst, da eine genauere Bestimmung des Herdes notwendig ist. Genauso gehört eine gründliche MRT-Untersuchung (Seite 42) dazu, die oft hilft, die Herdregion abzugrenzen. Spezielle bildgebende und psychologische Untersuchungen können helfen, eventuelle ungünstige Folgen eines Eingriffs abzuschätzen.

Manchmal kann es notwendig werden, in einem zweiten Schritt EEG-Elektroden direkt in das Gehirn einzupflanzen, wenn Untersuchungen mit Elektroden an der Kopfhaut keine eindeutige Information über die Herdregion liefern. Meistens werden die Eingriffe dann so organisiert, dass die Entfernung der Elektroden gleichzeitig mit der operativen Entfernung des Herdes erfolgt.

Epilepsiechirurgische Eingriffe bringen bei etwa 70 Prozent der operierten Betroffenen Anfallsfreiheit. Eingriffe können in jedem Lebensalter durchgeführt werden, es gibt keine Altersbegrenzung nach unten. Besonders unter dem Aspekt der möglichen oder sichtbaren Entwicklungsstörung durch die Epilepsie sollte bei Kleinkindern nicht zu lange mit einem Eingriff gewartet werden. Bei der heute verfügbaren Anzahl von Medikamenten ist es nicht mehr möglich, zu beweisen, dass die Epilepsie völlig »resistent« gegen Medikamente ist. Die Anzahl der möglichen Kombinationen der verschiedenen Medikamente würde länger als ein Menschenleben benötigen, um alle Variationen durchzuprobieren.

Eine Verschlechterung einer Epilepsie durch eine Operation ist möglich. Auch können Komplikationen, wie Hirnblutungen und Infektionen, die Situation der Betroffenen verschlechtern. Insgesamt beträgt das Risiko nachteiliger Veränderungen etwa drei Prozent. Man muss diesem Risiko immer die Risiken einer nicht erfolgreich behandelten Epilepsie entgegensetzen. Hier schneidet die Operation in der Regel günstig ab.

Vagusnerv-Stimulation

Eine weitere Möglichkeit der Behandlung von Epilepsien ist die Einpflanzung eines Vagusnerv-Stimulators (Seite 66). Das ist ein einem Herzschrittmacher ähnliches Gerät, das mit dem rechten Vagusnerv verbunden wird. Dieser Nerv leitet Informationen zwischen inneren Organen und dem Gehirn. Durch die Stimulation werden bestimmte Hirnregionen aktiviert, die eine hemmende Wirkung auf Anfälle haben. Der Stimulator arbeitet in Intervallen, meistens wird er so eingestellt, dass alle drei bis fünf Minuten eine 30 Sekunden dauernde Stimulation erfolgt. Die Zeitdauer und die Reizstärke lassen sich individuell dosieren. Die Stimulation ist kaum merkbar, gelegentlich tritt eine leichte Heiserkeit auf, wenn die Stimulation aktiv ist, da der Vagusnerv auch die Stimmbänder versorgt.

Dieses Behandlungsprinzip ist bereits in den 1930er Jahren entdeckt und durch Tierversuche belegt worden. Erst die moderne Technologie machte die Entwicklung ausreichend kleiner und haltbarer Stimulatoren möglich. Der Stimulator wird meistens unterhalb der Achsel unter der Haut eingepflanzt, der Anschlusspunkt an den Vagusnerv befindet sich am Hals. Der Stimulator kann von außen über eine spezielle Induktionsspule eingestellt werden; die Batterie hält fünf bis zehn Jahre. Bei Kindern ist eine Einpflanzung ab etwa 15 kg Körpergewicht möglich.

Die Wirksamkeit der Vagusnerv-Stimulation ist in mehreren Studien belegt, man kann allerdings keine Wunderwirkung davon erwarten. Bei etwa der Hälfte aller Betroffenen ist eine Wirkung erkennbar, bei jedem dritten verringert sich die Häufigkeit von Anfällen um die Hälfte. Anfallsfreiheit wird durch diese Methode nur selten erzielt. Die

Die Vagusnerv-Stimulation auf Höhe des Halses bewirkt eine Aktivierung von Hirnregionen, die eine hemmende Wirkung auf Anfälle haben.

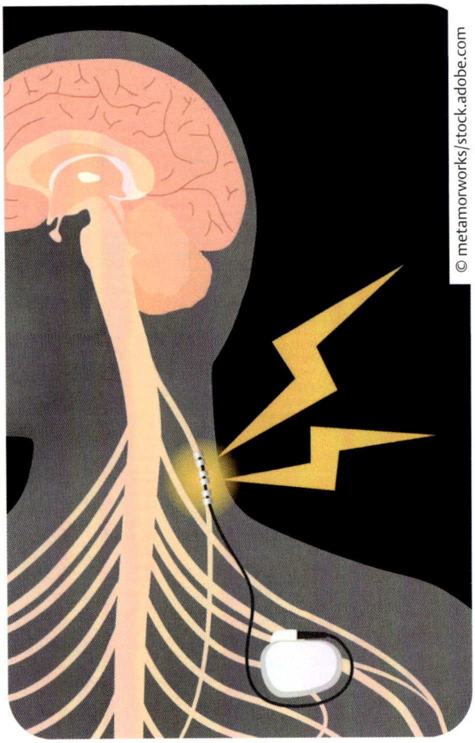

Behandlung wird als Zusatztherapie zu einer bestehenden medikamentösen Behandlung eingesetzt. Oft dauert es mehrere Monate, bis eine erkennbare Wirkung eintritt.

Genetisch basierte Therapien

Genetisch basierte Therapien sind moderne Behandlungsverfahren, die entweder versuchen, einen Gendefekt durch Einschleusen eines gesunden DNA-Abschnitts zu korrigieren, oder Behandlungen mit Medikamenten oder kurzen RNA-Abschnitten, die versuchen, den Funktionsausfall des betroffenen Gens zu kompensieren. Solche Therapien sind für bestimmte Gene spezifisch und können nur angewendet werden, wenn nur ein einzelnes Gen als Ursache der Erkrankung in Frage kommt.

Das Einbringen einer korrigierenden DNA ist sehr schwierig. In der Regel werden hierzu gentechnisch modifizierte Viren verwendet, die die DNA in die Körperzellen bringen. Diese Viren, meist AAV (Adeno-assoziierte Viren) lösen beim Menschen selbst keine Krankheiten aus. Mit solchen Viren können jedoch niemals alle Zellen des Körpers korrigiert werden. Bei angeborenen Stoffwechselerkrankungen reicht es aber oft aus, wenn der Stoffwechseldefekt in einem Teil der Körperzellen korrigiert werden kann.

Das Einbringen von DNA-Abschnitten in Gehirnzellen ist besonders schwierig. Hier stellt sich auch die Frage, ob eine Korrektur in einem Teil der Nervenzellen zu einer entscheidenden Besserung führt. Trotzdem befinden sich mehrere solcher Therapien in Entwicklung. Am weitesten ist die Entwicklung einer Gentherapie für das Dravet-Syndrom (Seite 33), sie befindet sich jedoch zum Zeitpunkt der Drucklegung ebenfalls noch in einem experimentellen Stadium. Etwas weiter sind genetisch basierte Therapien, die zwar nicht den Gendefekt korrigieren, aber auf verschiedenen Wegen zu einem funktionellen Ausgleich der durch den Gendefekt ausgelösten Störung führen. Ein Beispiel hierfür ist die Anwendung des Wirkstoffs Everolimus bei der tuberösen Sklerose.

Bei einigen genetisch bedingten Epilepsien wurden auch ältere, eigentlich zur Behandlung anderer Erkrankungen entwickelte Medikamente mit wechselndem Erfolg eingesetzt, wenn die Substanz in der Lage ist, durch den Gendefekt ausgelöste fehlerhaft ablaufende biochemische Prozesse zu korrigieren. Solche Therapien werden unter dem Schlagwort »Präzisionsmedizin« geführt, sie kommen aber nur für sehr wenige, seltene Krankheitsbilder in Frage.

Es gibt auch Wirkstoffe, die in die Nutzung des genetischen Codes in der Zelle eingreifen, um die Auswirkungen einer funktionsstörenden Mutation auszugleichen. Auch hier sind die meisten Ansätze noch experimentell, klinische Studien mit solchen Therapien laufen jedoch bereits, vorwiegend zum Dravet-Syndrom (Seite 33).

Wenn keine Anfallsfreiheit erreicht wird

Bei etwa zwei Drittel aller Kinder wird unter der Behandlung völlige Anfallsfreiheit erreicht. Je nach Epilepsieform und Ursache (bei symptomatischen Epilepsien) sind die Chancen auf Anfallsfreiheit unterschiedlich. Bei weiteren etwa 20 Prozent der Kinder kann die Häufigkeit und Schwere der Anfälle deutlich gebessert werden. In den verbleibenden Fällen ist auch nach Ausschöpfung aller Möglichkeiten nur eine geringe oder eventuell auch gar keine Beeinflussung der Erkrankung möglich.

Bei Kindern, bei denen keine Anfallsfreiheit erreicht werden kann, ist es wichtig, einen sinnvollen Kompromiss aus der erzielbaren Besserung der Anfallssituation und eventuellen Nebenwirkungen der Therapie zu finden. Eine Kombination von zu vielen Medikamenten kann die Lebensqualität mehr beeinträchtigen als die verbleibenden Anfälle. In dieser Situation sollte man sich auf eine gut verträgliche Basistherapie beschränken. Stellt sich heraus, dass eine Epilepsie überhaupt nicht auf Medikamente reagiert, sollte man auch so konsequent sein und darauf verzichten. Wichtig ist, dass man sich in schwierigen Situationen nicht auf die medikamentösen Behandlungsmöglichkeiten beschränkt, sondern auch die operative Behandlung (Seite 64) und eventuell eine ketogene Diät (Seite 63) in die Therapie einbezieht.

Der Alltag mit Epilepsie und Anfällen

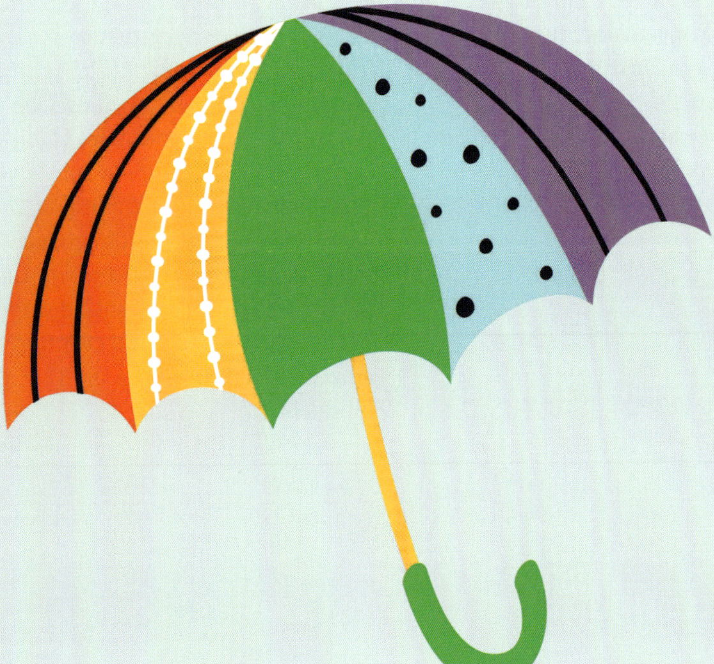

Kindergarten, Schule und Beruf

Häufig können Kinder mit Epilepsien die normalen Regeleinrichtungen besuchen. Ist das nicht möglich, stehen verschiedene Fördermöglichkeiten zur Verfügung.

Eine der häufigsten Sorgen von Eltern epilepsiekranker Kinder ist: »Was wird aus meinem Kind?« Es ist ein weitverbreitetes Vorurteil, dass eine Epilepsie mit Intelligenzverlust oder geistigen Funktionsstörungen einhergeht. Das ist eine unzulässige Verallgemeinerung einer Tatsache, die nur bei einem kleinen Teil der Betroffenen zutrifft. Häufig steckt auch nicht die Epilepsie selbst, sondern eine der Gehirnschädigungen dahinter (Seite 35). Oft führt die Epilepsie zu keinerlei Beeinträchtigung der geistigen Leistungsfähigkeit, auch Spitzenleistungen sind mit der Erkrankung möglich.

Viele an Epilepsie Erkrankte haben es zu großem Erfolg gebracht. Darunter finden sich Staatsmänner wie Alexander der Große, Julius Cäsar oder Lenin, Schriftsteller wie Lord Byron oder Dostojewski, berühmte Musiker wie Hector Berlioz, Paganini oder Neil Young, aber auch Naturwissenschaftler wie Alfred Nobel oder der Physiker Hermann von Helmholtz. Diese Liste ließe sich fortführen. Denken Sie daran, dass es in den vergangenen Jahrhunderten keine wirksame Behandlung der Epilepsie gegeben hat. Die Situation hat sich dadurch heute deutlich verbessert.

Kleinkindalter: Kindergarten

Kinder mit Epilepsie sollten genau wie gesunde Kinder einen Kindergarten besuchen. Der Kindergarten sorgt für Kontakte zu gleichaltrigen Kindern und stellt den ersten großen Schritt in Richtung einer Ablösung von den Eltern dar, was für die soziale Entwicklung der Kinder für große Bedeutung ist. In der modernen Kleinfamilie ist, auch wenn das Kind Freunde in der Nachbarschaft hat, meistens kein ausreichender Kontakt mit anderen Kindern gegeben. Außerdem begünstigt eine sinnvolle, pädagogisch orientierte Beschäftigung der Kinder die Entwicklung vieler Fähigkeiten.

Bei Kindern mit Epilepsie ist es wichtig, den richtigen Kindergarten zu finden. Bei einem altersgerecht entwickelten und unter der Behandlung anfallsfreien Kind sind keine besonderen Vorkehrungen zu treffen. Diese Kinder sollten einen regulären Kindergarten besuchen. Manchmal fällt allerdings erst im Kindergarten durch einen Vergleich mit anderen Kindern gleichen Alters ein Entwicklungsrückstand auf, der im familiären Bereich nicht zu Tage trat.

Bei Kindern mit Entwicklungsstörungen wird leider oft zu Unrecht darauf gehofft, dass sich diese durch Wachstum und Reifung von selbst beheben. Die Anforderungen an ein Kind nehmen mit zunehmendem Alter zu und eine Überforderung des Kindes kann zur Entwicklung von Verhaltensstörungen oder zum Verlust der Lernmotivation führen. Manche Störungen, die man als Teilleistungsstörung bezeichnet, treten bei Kindern mit normaler Intelligenz lange nicht offen zu Tage. Das können Störungen der Sprache, des Schreibens und Lesens, der Vorstellung von Zahlen und Mengen oder Probleme des räumlichen Vorstellungsvermögens sein. Man sollte daher Kinder mit Epilepsien des Kleinkindalters immer einer Testung unterziehen, um möglichst frühzeitig den individuellen Förderbedarf zu ermitteln.

Regelkindergarten

Anfallsfreie, aber auch altersgerecht entwickelte Kinder, bei denen noch Anfälle auftreten, können einen regulären Kindergarten besuchen. Im letzteren Fall muss man allerdings davon ausgehen, dass während des Kindergartenbesuchs ein epileptischer Anfall auftreten kann. Wichtig ist, dass die Erzieherinnen und Erzieher über die Krankheit Ihres Kindes informiert sind und gegebenenfalls wissen, was bei einem Anfall zu tun ist. Sonst würde bei jedem Anfall der Notarzt geholt und Ihr Kind wahrscheinlich unnötigerweise in die nächste Kinderklinik eingeliefert werden.

In den Regelkindergärten wissen die Mitarbeitenden oft nur wenig über Epilepsien, manchmal werden Kinder aus übermäßiger Vorsicht von bestimmten Aktivitäten (zum Beispiel Sport) ausgeschlossen, obwohl das nicht notwendig wäre. Bei Kindern mit zeitlich selbstbegrenzenden Anfällen reicht es meistens, die Erzieherinnen und Erzieher zu informieren, wie ein Anfall abläuft, um ihnen eventuelle Ängste zu nehmen. Oft kennen die Mitarbeitenden auch Anfälle bei Kindern, denn die Erkrankung ist relativ häufig.

Etwas komplizierter ist es, wenn auch lange Anfälle auftreten, für die Ihr Arzt eine Notfallbehandlung (Seite 110) mit Ihnen abgesprochen hat. In diesem Fall müssen Sie auch die Erzieherinnen und Erzieher informieren, was zu ist, und verordnete Medikamente im Kindergarten hinterlassen. Wegen der besonderen Verantwortung, die die Mitarbeitenden in diesem Falle tragen, wird oft eine ärztliche Verordnung dieser Maßnahmen verlangt. Das müssen Sie gegebenenfalls mit Ihrem Arzt besprechen.

Integrative Kindergärten

Der Besuch eines integrativen Kindergartens bietet sich an, wenn sich Ihr Kind nicht altersentsprechend entwickelt oder gleichzeitig Verhaltensstörungen bestehen, die einer besonderen Beaufsichtigung oder eines therapeutisch orientierten Umgangs bedürfen.

Integrative Kindergärten haben einen besseren Personalschlüssel als Regelkindergärten und erlauben eine intensivere Betreuung und Förderung einzelner Kinder. Viele integrative Kindergärten bieten besondere Therapien an, wie logopädische Behandlung von Sprachstörungen oder Physiotherapie für Kinder mit Bewegungsstörungen. Das Integrationskonzept beinhaltet, dass sowohl gesunde Kinder als auch Kinder mit Entwicklungsstörungen und Behinderungen gemeinsam den Kindergarten besuchen.

Integrative Kindergärten fördern das gegenseitige Verständnis von Kindern mit oder ohne Behinderungen. Erzieherinnen und Erzieher in integrativen Kindergärten haben meistens Grundkenntnisse über Epilepsien und Erfahrungen mit anfallskranken Kindern. Auch hier ist es wichtig, die Mitarbeitenden über Symptome, Ablauf der Anfälle und eventuell verordnete Notfallmaßnahmen zu unterrichten.

Kindergärten mit sonderpädagogischer Ausrichtung

Bei Kindern mit schwereren geistigen Behinderungen oder zusätzlichen Störungen der Sinnesorgane, zum Beispiel Blindheit, werden besondere Ansprüche an das pädagogische Vorgehen gestellt, die oft nur in speziellen Einrichtungen erfüllt werden können. Hier ist es oft auch möglich, Kinder mit hoher Anfallshäufigkeit zu betreuen. Auch bei schwereren Verhaltensstörungen kann das eher therapeutisch orientierte Vorgehen der Sonderpädagogik einen günstigen Einfluss auf die Entwicklung der Kinder haben. Zusätzliche therapeutische Maßnahmen, wie Heilpädagogik, Ergo- und Physiotherapie oder Logopädie werden oft im Kindergarten angeboten und entlasten so die Familie vom Termindruck, der sich bei Wahrnehmung vieler Therapieangebote leicht entwickelt.

Frühförderung

In den ersten Lebensjahren vollzieht sich die Entwicklung des Gehirns viel schneller als in allen anderen Lebensabschnitten. In dieser Zeit wird der Grundstock für das spätere Erlernen vieler Fähigkeiten gelegt. Entwicklungsrückstände in der frühen Kindheit verdienen daher besondere Beachtung. Wenn ein Entwicklungsrückstand besteht, sollten Sie versuchen, Ihrem Kind entsprechende Fördermaßnahmen zukommen zu lassen, und die Probleme nicht bagatellisieren. Wenn ein Kind im Alter von zwei Jahren einen Entwicklungsrückstand von sechs Monaten aufweist, dann bedeutet das nicht, dass der Rückstand bei sechs Monaten bleibt, das Kind also mit sieben Jahren auf dem Entwicklungsstand eines sechseinhalbjährigen Kindes ist und der Rückstand im Erwachsenenalter keine Rolle mehr spielen wird. Meistens werden die Probleme, die ein früher Entwicklungsrückstand mit sich bringt, im Laufe der Zeit immer deutlicher.

Daher wurde in Deutschland die Möglichkeit der Frühförderung geschaffen, die bereits Kinder vom ersten Lebensjahr an bis zum Erreichen des Schulalters mit altersentsprechenden Konzepten unterstützen kann. Frühfördereinrichtungen verfügen über ein Team von Therapeuten, die bei vielen Entwicklungsproblemen in der frühen Kindheit Hilfe leisten können. Dabei stehen die Entwicklung der Motorik, der Sprache und der Wahrnehmung im Vordergrund, die mit teilweise spielerischen Methoden gefördert werden können. Die meisten Frühfördereinrichtungen machen Hausbesuche, leiten die Eltern an und stellen entsprechendes Material zur Verfügung.

Man sollte Frühfördereinrichtungen immer nutzen, wenn sich eine Entwicklungsstörung in den ersten Lebensjahren zeigt. Die Entwicklungsstörungen können dadurch zwar nicht immer beseitigt werden, es werden aber alle Chancen genutzt, die daraus resultierenden Probleme zu mindern. Die Frühförderung wird von den Kommunen finanziert. Voraussetzung hierfür ist die Feststellung eines Entwicklungsrückstandes durch eine Ärztin oder einen Arzt.

Schule

Der Schulbesuch hängt, ähnlich wie der Kindergartenbesuch, nicht von der Epilepsie selbst ab, sondern von der geistigen Entwicklung der Kinder und ihren Fähigkeiten. Oft beeinträchtigt die Epilepsie die schulische Leistungsfähigkeit nicht und der Besuch von weiterführenden Schulen und das Erlangen von akademischen Abschlüssen ist ohne weiteres möglich. Andererseits ist häufig, besonders bei symptomatischen Epilepsien und Entwicklungsverzögerung, auch mit Problemen in der Schule zu rechnen. Man sollte diesen Problemen ins Auge sehen und die Kinder nicht überfordern, wenn sie es nicht schaffen.

Grundschule

Bei normaler geistiger Entwicklung können Kinder, gleichgültig, ob sie anfallsfrei geworden sind oder noch Anfälle haben, in die reguläre Grundschule eingeschult werden. Bei manchen Kindern ist die Erkrankung mit einer Entwicklungsverzögerung verbunden. Eltern stehen dann vor der Frage, ob das Kind die notwendige Grundschulreife besitzt. Dabei interessiert nicht nur der altersentsprechende Entwicklungsstand der Intelligenz, sondern auch, ob die notwendige Konzentrationsfähigkeit, das Durchhaltevermögen und eine Motivation zur Mitarbeit im Unterricht vorhanden sind. In Zweifelsfällen sollte das vor Einschulung durch eine psychologische Testung geklärt werden. Liegt eine Entwicklungsverzögerung vor, die die Teilnahme am Unterricht erschweren könnte, ist es oft von Vorteil, das Kind für ein Jahr von der Schule zurückstellen zu lassen. Leider gibt es hierfür in den verschiedenen Bundesländern uneinheitliche Regelungen; eine Zurückstellung ist nicht überall möglich.

Davon abgesehen haben Kinder mit Entwicklungsverzögerung einen Anspruch auf schulische Integration. In einigen Bundesländern bieten die Grundschulen Integrationsklassen an, ansonsten stehen Integrationshelfer für die Beschulung in einer allgemeinen Grundschulklasse zur Verfügung. Ziel ist es hier vor allem, Kindern zu helfen, die eine vorübergehende Förderung benötigen, um die Fähigkeit zur Mitarbeit im Unterricht zu erlangen. Oft bringt dieser Brückenschlag den erhofften Erfolg.

Weiterführende Schulen

Gute Schüler mit Epilepsien können selbstverständlich auch weiterführende Schulen, also Realschulen, Gesamtschulen und Gymnasien, besuchen. Die Leistungsanforderungen an Gymnasien sind hoch, nicht alle dort eingeschulten Kinder können diesen Anforderungen genügen, auch wenn sie gute Leistungen an der Grundschule erbracht haben. Sie sollten bei einem Kind mit einer Epilepsie nicht den Fehler machen, die

Krankheit dafür verantwortlich zu machen, wenn die Erwartungen an den Schulerfolg nicht erfüllt werden.

Sonderschulen

Kinder, die aufgrund der Schwere ihrer Erkrankung nicht in einer Integrationsklasse zurechtkämen, können eine Sonderschule für geistig behinderte Kinder besuchen. Manche Eltern schrecken vor der Einschulung in eine Sonderschule zurück. Sonderschulen haben jedoch den Vorteil eines wesentlich großzügigeren Personalschlüssels als Regelschulen. Die Klassengröße ist oft auf acht bis zehn Kinder begrenzt. Die Lehrer und Lehrerinnen haben eine sonderpädagogische Ausbildung und sind in der Lage, mit verschiedenen Problemen, darunter auch vielen Verhaltensstörungen der Kinder, umzugehen.

Manchmal kann auch eine Sonderschule für körperbehinderte Kinder das Richtige sein, das ist nicht nur bei gleichzeitiger Körperbehinderung, sondern auch bei Kindern mit sehr häufigen Anfällen von Vorteil. Die Kinder werden in der Regel durch Schulbusse zur Schule und wieder nach Hause gebracht. Das macht den Schulweg sicherer.

Schulprobleme und ihre Ursachen

Bei etwa jedem dritten Kind mit Epilepsie kommt es zu Schulproblemen, die einen erfolgreichen Besuch einer Regelschule in Frage stellen. Die Gründe hierfür liegen häufig nicht an der Epilepsie selbst, sondern meistens an der zugrunde liegenden Hirnschädigung bei symptomatischen Epilepsien. Die Epilepsie selbst kann bei höherer Anfallshäufigkeit natürlich auch zu Schulproblemen beitragen.

Kommt es nach dem Einsatz eines neuen Medikaments zum schulischen Leistungsabfall, sollten Sie dieses Problem mit Ihrem Arzt oder Ihrer Ärztin besprechen. Möglicherweise verträgt Ihr Kind das Medikament nicht und ist von Nebenwirkungen betroffen. In solchen Fällen ist heute meistens das Ausweichen auf ein anderes Medikament möglich; es ist unwahrscheinlich, dass die gleichen Nebenwirkungen bei einem anderen Wirkstoff wieder auftreten. Ein Zusammenhang zwischen schulischem Leistungsabfall und einem Medikament ist nur dann wahrscheinlich, wenn eine zeitliche Beziehung erkennbar ist. Ich habe immer wieder Eltern erlebt, die wegen schulischer Probleme auf das Absetzen der Behandlung drängten, wodurch sich letztlich aber nur wenig änderte.

Für Eltern ist es oft ein langer und schwieriger Weg, Beeinträchtigungen der Lernfähigkeit bei ihrem epilepsiekranken Kind zu akzeptieren. Vor allem sind es Sorgen um die späteren Chancen auf dem Ausbildungs- und Arbeitsmarkt, die es schwer machen, Konsequenzen aus Lernproblemen zu ziehen und eine weniger anspruchsvolle Schullaufbahn zu wählen. Andererseits ist eine chronische Überforderung ein sicherer Weg, unglücklich zu werden. Ständige Misserfolge führen zu Ängsten und Unsicherheit sowie zu einem Verlust an Selbstbewusstsein. Wenn ein Kind nicht in der Lage ist, die Wunsch-Schule der Eltern zu besuchen, sollten sie nicht versuchen, es zu überfordern; langfristig ergeben sich daraus nur weitere Probleme. Sollte sich im Laufe der Zeit eine günstigere Entwicklung ergeben, stehen auch später noch ausreichende Bildungsmöglichkeiten zur Verfügung.

Teilleistungsstörungen

Teilleistungsstörungen können Bestandteil vieler Epilepsien im Kindesalter sein. In einigen Fällen bestehen Herde, die durch häufige Entladungstätigkeit die Funktion bestimmter Hirnregionen stören. Diese Herde können auch nur im Schlaf-EEG nachweisbar sein und auch bei Anfallsfreiheit noch zu Funktionsstörungen führen. Das lässt sich bei einigen Kindern durch eine Änderung – meist eine Intensivierung – der medikamentösen Behandlung bessern. Allerdings spielt dieser Mechanismus nur bei einem geringen Anteil der Kinder eine Rolle, man sollte keine übermäßigen Hoffnungen auf solche Therapieversuche setzen.

In vielen Fällen lassen sich Teilleistungsstörungen durch spezifische Fördermaßnahmen bessern. Deshalb ist eine möglichst frühe Erkennung, am besten lange vor der Einschulung, wichtig. In einigen Bundesländern gibt es spezielle Schultypen, zum Beispiel Sprachheilschulen oder besondere Programme für Kinder mit Lese-Rechtschreib-Schwäche. Nehmen Sie das Angebot an, wenn bei Ihrem Kind solche Teilleistungsstörungen bestehen.

Viele Schulprobleme beruhen auf den bereits beschriebenen Symptomen (Seite 37). Aufmerksamkeits- und Teilleistungsstörungen können die schulische Leistungsfähigkeit auch bei normaler Intelligenz erheblich beeinträchtigen. Daher sollten Sie bei Schulproblemen eine gute psychologische Diagnostik, zum Beispiel an einem sozialpädiatrischen Zentrum, in Anspruch nehmen. Schulpsychologen sind für die speziellen Probleme neurologisch kranker Kinder meistens nicht ausreichend ausgebildet.

Motivationsprobleme

Motivationsprobleme können bei allen Kindern auftreten. Während der langen Zeit der Schulausbildung kommt es natürlicherweise zu Schwankungen der Motivation. Wenn Kinder in der Schule viele Misserfolge erleben, lassen Motivationsprobleme meist nicht lange auf sich warten, und irgendwann will ein Kind nicht mehr. Dann setzt eine ungünstige Spirale ein, denn die Schulunlust wird zu weiteren Misserfolgen führen. Alle bisher genannten Schulprobleme können zusätzlich in ein Motivationsproblem einmünden.

Es sind aber nicht nur schulische Probleme, die eine Minderung der Motivation auslösen können. Familiäre Probleme, Ängste und Sorgen übertragen sich auf das Kind und führen zu einem Verlust an Lernmotivation. Das kann bei einer chronischen Krankheit wie der Epilepsie auch dadurch zustande kommen, dass die Sorgen der Eltern um die Erkrankung des Kindes ein zu großes Gewicht bekommen.

Motivationsprobleme lassen sich meistens nicht durch Leistungsdruck auf das Kind lösen. Wichtig ist es, sich über die Ursachen der Motivationsprobleme Klarheit zu verschaffen. Manchmal ist man dabei auf professionelle Hilfe angewiesen, die von den an vielen Epilepsieambulanzen und an allen sozialpädiatrischen Zentren tätigen Psychologen kommen kann. Sie können sich aber auch an eine kommunale Erziehungsberatungsstelle oder den zuständigen Schulpsychologen wenden. Dabei kann auch die Frage geklärt werden, ob das Motivationsproblem tatsächlich im Vordergrund steht oder ob doch eine Überforderung des Kindes vorliegt.

Manchmal werden Motivationsprobleme auch dadurch geschaffen, dass das Kind ständig kritisiert wird. Es ist viel besser, mit Lob und Anerkennung Anreize zu schaffen, als schwache Leistungen zu tadeln.

Hilfe bei den Hausaufgaben, Nachhilfeunterricht

Zur Bewältigung der Hausaufgaben sind auch gesunde Kinder häufig auf die Hilfe der Eltern angewiesen. Hat ein Kind Schulprobleme, wird oft versucht, durch stundenlanges Lernen und Nachhilfeunterricht eine Verbesserung der schulischen Leistungen zu erreichen. Das kann dem Kind helfen, einige Dinge besser zu begreifen, als es der Schulunterricht ermöglicht.

Bei kranken Kindern stellt sich aber das Problem, das richtige Maß zu finden. Wenn die Konzentrationsfähigkeit eines Kindes erschöpft ist, nutzt es wenig, dem Kind durch stundenlange Bemühungen doch noch etwas beibringen zu wollen. Meistens bewirkt man damit eher Abwehrreaktionen des Kindes, der bereits beschriebene Motivationsverlust (Seite 74) kann die Folge sein. Wichtig ist, dass das Kind ausreichende Freiräume für Spiel und Entspannung hat und nicht das Gefühl entwickelt, dass es dauernd zum Lernen und Arbeiten gezwungen wird.

Sollten Eltern in der Schule die Epilepsie ansprechen?

Häufig wird die Frage gestellt, ob in der Schule überhaupt über die Krankheit des Kindes gesprochen werden sollte. Dahinter steht die Angst, das Kind könnte wegen der Krankheit »abgestempelt« werden und bei auftretenden Problemen nicht die notwendige Förderung erhalten. Früher mögen Vorurteile gegenüber der Krankheit »Epilepsie« hier auch eine ungünstige Rolle gespielt haben, die Situation hat sich aber inzwischen entscheidend gebessert.

Grundsätzlich ist es besser, wenn die Lehrerinnen und Lehrer Ihres Kindes gut informiert sind. Bei Kindern, die nicht anfallsfrei sind, ist das besonders wichtig, um unangemessene, panische Reaktionen im Falle eines Anfalls im Unterricht zu vermeiden. Aber auch bei anfallsfreien Kindern empfiehlt sich, über die Krankheit zu reden. Besonders wenn Schulprobleme, insbesondere Verhaltensprobleme im Unterricht, auftreten, können Sie in der Regel mit mehr Verständnis rechnen und gemeinsame Lösungen finden.

Berufsausbildung

Die Fragen der Berufswahl und Ausbildung stehen an, wenn Ihr Kind das Jugendalter erreicht. Auch hier gilt, ähnlich wie bei der Schule, dass die Fähigkeiten und Interessen Ihres Kindes eine wesentlich größere Rolle spielen als die Krankheit selbst.

Menschen, die an Epilepsien leiden, findet man in allen Berufsgruppen und sozialen Schichten. Auch früher haben Personen, die an Epilepsien litten, Spitzenpositionen erreichen können, darauf wurde am Anfang dieses Kapitels (Seite 69) bereits hingewiesen. Heute ist die Situation viel günstiger, da Epilepsien zu einem hohen Prozentsatz erfolgreich behandelt werden können. Die meisten jugendlichen Epilepsiekranken haben daher keine besonderen Probleme bei der Berufswahl.

Berufsausbildung für anfallsfreie Jugendliche

Für anfallsfreie Jugendliche ergeben sich kaum Einschränkungen bei der Berufswahl. Arbeitsrechtlich gelten Betroffene, die seit mindestens zwei Jahren keinen Anfall hatten, als anfallsfrei. Wurde die Epilepsie durch eine Operation behandelt, gilt die Anfallsfreiheit bereits nach einem Jahr.

Es gibt nur wenige Berufe, die bei Anfallsfreiheit als ungünstig anzusehen sind. Das sind insbesondere Tätigkeiten, die immer wieder zu Schlafentzug führen, wodurch das Risiko des erneuten Auftretens von Anfällen steigt. Hierzu zählen Tätigkeiten, die immer im Schichtdienst ausgeführt werden, zum Beispiel Kranken- und Altenpflege oder Tätigkeiten mit sehr unregelmäßigem nächtlichem Bereitschaftsdienst wie der Polizeidienst. Für einige Berufsgruppen bestehen besondere gesetzliche Bestimmungen, zum Beispiel für Piloten, LKW- und Busfahrerinnen oder für Soldaten. Hier wird teilweise eine sehr lange anfallsfreie Zeit gefordert oder die Epilepsie schließt eine Beschäftigung in diesen Bereichen aus.

Oft wird die Frage gestellt, ob bei der Bewerbung um eine Lehr- oder Arbeitsstelle die Epilepsie angegeben werden muss oder nicht. In der Tat besteht gegenüber dem Arbeitgeber eine Auskunftspflicht über Erkrankungen, die die Arbeitssicherheit beeinträchtigen könnten. Bei falschen Angaben kann der Arbeitgeber im Extremfall eine fristlose Kündigung aussprechen. Leider gibt es Beispiele dafür, dass die ehrliche Beantwortung der Frage nach einer Epilepsie eine Einstellung verhindert hat. Zumindest sollte die Erkrankung auch bei Anfallsfreiheit angegeben werden, wenn die Behandlung noch im Gange ist. Insbesondere sollte man vorsichtig sein, wenn die Erkrankung erst seit kurzer Zeit besteht und man sich nicht sicher ist, ob die Behandlung zur Anfallsfreiheit geführt hat.

Anders ist das, wenn eine Epilepsie, die im Kindesalter bestanden hat, als ausgeheilt anzusehen ist, wenn also keine Medikamente mehr eingenommen werden und wenigstens ein Jahr nach Beendigung der Behandlung keine Anfälle mehr aufgetreten sind. Ausgeheilte Krankheiten können keine Bedeutung für die Eignung für eine bestimmte Berufstätigkeit haben und brauchen daher auch nicht angegeben zu werden.

Berufsausbildung für Jugendliche, die noch Anfälle haben

Bei Jugendlichen und Erwachsenen, die noch unter Anfällen leiden, ist die berufliche Unfallgefährdung zu berücksichtigen. Sie ist allerdings nicht sonderlich hoch und hängt von der Art der Tätigkeit, der Art der Anfälle und deren Häufigkeit ab. Auch Betroffene, die an einer Aura bemerken, dass ein Anfall naht, haben nur ein geringes Gefährdungsrisiko. Das Gleiche gilt, wenn Anfälle nur im Schlaf oder nur nach dem Aufwachen auftreten.

Meistens ist hier eine individuelle Beratung erforderlich, die durch Mitarbeitende der Arbeitsämter, der Landesversicherungsanstalten (LVA) oder der Beratungsstellen für Epilepsiekranke erfolgen können. Dabei stützt man sich meistens auf die Einschätzung des behandelnden Arztes oder der behandelnden Ärztin bezüglich der Unfallgefährdung durch die Anfälle. Viele Epilepsieambulanzen und sozialpädiatrische Zentren verfügen über Teams aus Ärztinnen, Psychologen und Sozialarbeiterinnen, die oft differenziertere Empfehlungen abgeben können.

Generell nicht möglich ist die Tätigkeit als Pilot, Lokführerin, LKW- oder Busfahrer oder Soldatin. Alle Tätigkeiten, für deren Ausübung eine Fahrerlaubnis unbedingt erforderlich ist, scheiden bei nicht anfallsfreien Personen ebenfalls aus. Auch bei Epilepsien, bei denen auch nach gewissen anfallsfreien Zeiten damit gerechnet werden muss, dass später wieder Anfälle auftreten könnten, sind Berufe, die zwingend eine Fahrerlaubnis voraussetzen, ungünstig.

Tätigkeiten, die an Maschinen ausgeführt werden müssen, sind hingegen meistens auch für nicht anfallsfreie Betroffene geeignet. Heutige Maschinen erfüllen hohe Sicherheitsstandards, die Unfallgefahr durch einen Anfall während der Arbeit ist oft nicht besonders hoch. Viele Tätigkeiten im Bereich des Handwerks, inklusive des Elektrohandwerks, können in den meisten Fällen ausgeübt werden. Ungünstig sind hingegen Tätigkeiten auf Gerüsten.

Büroarbeitsplätze sind unproblematisch. Auch Bildschirmarbeitsplätze stellen mit modernen Computern und Monitoren kein besonderes Problem mehr dar. Selbst bei Vorhandensein einer Fotosensibilität ist, von Ausnahmefällen abgesehen, keine besondere Anfallsgefährdung zu erwarten.

Bei vorhandenen Behinderungen erlauben das Berufsbildungsgesetz und die Handwerksordnung, die Ausbildung und die Prüfungsanforderungen individuell anzupassen. Es können also einzelne Anforderungen, die nicht zu bewältigen sind, aus der Ausbildung herausgenommen werden. Den Grundanforderungen der jeweiligen Berufe muss zwar genügt werden, damit die Berufsausübung möglich ist, es können aber im theoretischen Bereich oder bei der Prüfungszeit bestimmte Zugeständnisse gemacht werden. So muss eine Person mit einer Lese-Rechtschreib-Schwäche bei der theoretischen Prüfung in einem Handwerk nicht unbedingt alle Begriffe richtig schreiben.

Besondere Möglichkeiten bei schweren Epilepsien

Patienten mit häufigen Anfällen oder schwereren zusätzlichen Beeinträchtigungen, zum Beispiel Körperbehinderungen, geistigen Behinderungen oder Verhaltensstörungen, benötigen speziell angepasste Ausbildungsmaßnahmen.

Berufsbildungswerke

Wenn die geistige Entwicklung für eine qualifizierte Berufsausbildung ausreicht, stehen zahlreiche Berufsbildungswerke zur Verfügung, die eine große Zahl von Ausbildungsplätzen anbieten. Einige Einrichtungen stellen auch spezielle Ausbildungsmöglichkeiten für Epilepsiekranke zur Verfügung, darunter die Berufsbildungswerke für Epilepsiekranke des Epilepsiezentrums Bethel oder des Epilepsiezentrums Berlin.

Die Berufsbildungswerke bieten häufig auch Berufsfindungsmaßnahmen an, bei denen Jugendliche in der Arbeitsumgebung ihre Befähigung zu bestimmten Berufen erproben können. Oft hilft das auch, wenn Jugendliche gar keine Vorstellungen von ihren beruflichen Neigungen oder Interessen entwickelt haben. Diese Berufsfindungsmaßnahmen erstrecken sich maximal über 60 Tage, dabei werden mehrere Berufsbereiche durchlaufen.

Bei den Berufsfindungsmaßnahmen geht es nicht nur darum, ob die Jugendlichen einem bestimmten Beruf gewachsen sind, sondern auch, ob die weitere Berufsausbildung mit Internatsunterbringung in einem Berufsbildungswerk notwendig ist oder ob eine normale Berufsausbildung in der jeweiligen Berufssparte möglich ist. Die Ausbildung in einem Berufsbildungswerk ist dann notwendig, wenn zusätzliche pädagogische oder psychologische Hilfestellungen geleistet werden müssen, beispielsweise die Selbständigkeit gefördert oder Teilleistungsstörungen ausgeglichen werden müssen. Meistens stehen dort auch Ärzte und Ärztinnen zur Verfügung, die die Jugendlichen bei medizinischen Problemen begleiten.

Die Ausbildungszeiten in Berufsbildungswerken entsprechen den normalen Lehrzeiten, die Prüfungen werden von den zuständigen Innungen oder der Industrie- und Handelskammer abgenommen.

Die Ausbildung in einem Berufsbildungswerk findet in der Regel als Internatsausbildung statt, die Jugendlichen müssen meistens zum ersten Mal getrennt vom Elternhaus leben und lernen, selbständig und eigenverantwortlich zu handeln. Hier ist es wichtig, die Jugendlichen darauf vorzubereiten, auch verantwortlich mit ihrer Krankheit umzugehen, also die Medikamente regelmäßig einzunehmen und eventuelle Risiken wie Alkoholkonsum oder Schlafentzug zu vermeiden, von denen möglicherweise andere Jugendliche in den Internatsgruppen nicht betroffen sind.

Werkstätten für Behinderte

Für Jugendliche, die aufgrund der Schwere ihrer Behinderung keine Berufsausbildung in einem Berufsbildungswerk machen oder abschließen können, bieten sich Werkstätten für Behinderte an. Allein wegen der Epilepsie ist eine Eingliederung in Behindertenwerkstätten kaum notwendig. Gründe hierfür sind eher das Ausmaß körperlicher oder geistiger Behinderungen oder eine schwere Beeinträchtigung der Selbständigkeitsentwicklung, die mit einer Tätigkeit auf dem normalen Arbeitsmarkt nicht in Einklang zu bringen wäre.

Die Eingliederung in eine Werkstatt für Behinderte beginnt mit einer zweijährigen Vorbereitungsphase, anschließend wird eine bezahlte Anlerntätigkeit in der Werkstatt übernommen. Die Löhne in diesen Werkstätten sind zwar niedrig, dafür wird für eine beschützte Beschäftigung an einem für die Betroffenen geeigneten Arbeitsplatz gesorgt und ohne Zeitdruck gearbeitet. Meistens finden die Jugendlichen und später Erwachsenen dort eine befriedigende Tätigkeit und Freude an der Beschäftigung. Die Kosten der Eingliederung werden von den Arbeitsämtern übernommen, für den Lebensunterhalt kommt gegebenenfalls das Sozialamt ergänzend auf.

Sport und Freizeit

Auch Kinder mit Epilepsien können Sport treiben, in den Urlaub fahren, fernsehen oder Computerspiele machen, wenn wichtige Hinweise beachtet werden.

Sport und Spiel sind für Kinder wichtig. Das gilt auch für Kinder mit Epilepsie. Oft werden sie aber aus Angst vor Anfällen oder durch Vorurteile in ihren Entfaltungsmöglichkeiten beschnitten. Das ist meistens nicht notwendig, denn bei Beachtung einiger Vorsichtsmaßnahmen können auch nicht anfallsfreie Kinder eine Fülle von Freizeitangeboten wahrnehmen.

Sport

Viele Kinder mit Epilepsien haben Freude an sportlicher Betätigung. Außer der verbesserten körperlichen Fitness spielt Sport auch für die soziale Entwicklung der Kinder eine große Rolle, Sport wird ja selten allein betrieben. Unruhige und zappelige Kinder können sich beim Sport »austoben«, außerdem wird bei vielen Sportarten die Konzentration gefördert. Sportliche Erfolge können das Selbstbewusstsein der Kinder stärken, gerade wenn sie ihre Krankheit als Benachteiligung empfinden. Manche anfallssuppressiven Medikamente führen zu einer Appetitsteigerung. Wenn das nicht durch ausreichende Bewegung ausgeglichen wird, führt es schnell zu einer Fettleibigkeit. Auch das ist ein guter Grund, sich sportlich zu betätigen.

Beim Sport wird immer wieder die Frage gestellt, ob ein Kind mit Epilepsie ausreichend belastbar ist, um Sport treiben zu können. Eine Epilepsie an sich schränkt die körperliche Belastbarkeit eines Kindes nicht ein. Bei Kindern mit symptomatischen Epilepsien (Seite 35) kann die verursachende Grunderkrankung zu Einschränkungen der Belastbarkeit und auch zur Körperbehinderung führen. Bei den meisten Kindern mit Epilepsie liegen solche Einschränkungen jedoch nicht vor.

Körperliche Belastung führt nicht zu einem steigenden Risiko für das Auftreten von Anfällen. Vielmehr werden Anfälle häufig durch die Aktivität unterdrückt; sie treten, wenn überhaupt, eher in Ruhe- und Erholungspausen auf. Manchmal wird auch befürchtet, dass ein bei körperlich anstrengendem Sport erforderliches vertieftes Atmen zu einer erhöhten Anfallsgefahr führen könnte. Diese Befürchtung kommt daher, dass sich manche Anfälle durch ein über den Sauerstoffbedarf hinausgehendes vertieftes Atmen (Hyperventilation) auslösen lassen. Von dieser Art der Provokation wird auch bei manchen EEG-Ableitungen Gebrauch gemacht. Beim Sport ist das nicht der Fall, weil es sich bei der durch körperliche Anstrengung hervorgerufenen vertieften Atmung um eine Deckung eines erhöhten Atembedarfs handelt. Bei Hyperventilation ohne entsprechenden Bedarf atmet der Körper zu viel Kohlensäure ab, die Verminderung des Säuregehalts in Blut und Gehirn führt zu einer Zunahme der Anfallsbereitschaft. Bei körperlicher Anstrengung wird hingegen reichlich Kohlensäure im Körper erzeugt, die Atmung muss sich bemühen, sie wieder loszuwerden. Deshalb ist hier keine erhöhte Anfallsgefahr gegeben. Vielmehr entstehen bei größerer Anstrengung noch weitere Säuren wie die Milchsäure, die unter anderem für den Muskelkater verantwortlich gemacht wird. Von diesen Stoffen ist bekannt, dass sie Anfälle hemmen.

Verbote sind oft in erster Linie Ausdruck einer übertriebenen Angst vor Unfällen, die durch einen Anfall ausgelöst werden könnten. Dabei spielt auch die Frage der Verantwortung im Verletzungsfall eine Rolle. Anstelle einer vernünftigen Absprache mit den Betroffenen werden deshalb manchmal Gründe dafür vorgeschoben, dass Kinder mit Epilepsie bei einer Sportart besser nicht mitmachen sollten. Natürlich gibt es einige Sportarten, wo die Folgen eines Anfalls verheerend sein könnten. Das sind aber nur wenige. Bei den meisten Sportarten können Kinder mit Epilepsien ohne weiteres oder unter Beachtung einiger Vorsichtsmaßnahmen mitmachen.

Sport für anfallsfreie Kinder

Für Kinder, die unter der anfallssuppressiven Behandlung anfallsfrei geworden sind, gelten keine besonderen Bedingungen und Einschränkungen. Kampfsportarten, die mit einer erheblichen Gefahr einer Gehirnerschütterung verbunden sind, zum Beispiel Boxen, sollten allerdings trotzdem vermieden werden. Eine erhöhte Empfindlichkeit gegen so massive Reize lässt sich nicht ausschließen.

Wann gilt ein Kind als anfallsfrei?

Am schwierigsten ist diese Frage zu beantworten, wenn das Kind bisher überhaupt nur einen Anfall hatte. Wenn keine EEG-Veränderungen bestehen und keine Grunderkrankung bekannt ist, die eine Epilepsie verursacht haben kann, kann man bei einem unbehandelten Kind nach sechs bis zwölf Monaten davon ausgehen, dass es wahrscheinlich anfallsfrei bleiben wird.

Bei behandelten Kindern, die vorher mehrfache Anfälle hatten, bekommt man zunehmende Sicherheit, wenn mindestens die dreifache Zeit des früheren Anfallsabstands ohne Anfälle vergangen ist. Man sollte aber mindestens drei bis sechs Monate abgewartet haben. Die Einschätzung, ob man von Anfallsfreiheit ausgehen kann, hängt von der Art der Epilepsie und vielen weiteren Faktoren ab, so dass man keine allgemein gültigen Regeln aufstellen kann. Sie sollten das mit Ihrem Arzt oder Ihrer Ärztin besprechen.

Sportarten für nicht anfallsfreie Kinder

Bei nicht anfallsfreien Kindern sollte man immer einkalkulieren, dass einmal ein Anfall in einem ungünstigen Augenblick auftreten und einen Unfall verursachen kann. Nun sind solche Unfälle bei vielen Sportarten nicht besonders schwer, außerdem ist jede Sportart auch bei Gesunden mit einem gewissen Unfallrisiko verbunden. In den letzten Jahren wurden einige Bemühungen aufgewendet, besser und weniger geeignete Sportarten zu identifizieren.

Welche Sportarten sind für nicht anfallsfreie Kindern geeignet?

Einige Sportarten sind als risikoarm einzuschätzen. Das sind alle Sportarten, wo eine Bewusstseinsstörung nicht gleich zu einem folgenschweren Aufprall führt oder ein Sturz nicht wesentlich mehr Risiken birgt als in anderen Situationen des täglichen Lebens. Diese Sportarten können allgemein, also ziemlich unabhängig vom Anfallstyp, betrieben werden:

- Badminton
- Basketball
- Bodenturnen
- Handball
- Laufsport
- Leichtathletik
- Ponyreiten (in Begleitung)
- Ski-Langlauf
- Tennis
- Volleyball

Welche Sportarten sind mit erhöhten Risiken verbunden?

Die hier genannten Sportarten sind mit erhöhten Risiken verbunden, wenn ein Anfall während der Ausübung des Sports auftritt. Insbesondere besteht bei allen Wassersportarten das Risiko von Ertrinkungsunfällen. Bei anderen Sportarten sind es die Geschwindigkeit der Abläufe oder die Gefahren des Straßenverkehrs. Bei der Ausübung dieser Sportarten ist eine individuelle Beratung erforderlich. Nicht bei jeder Anfallsform sind die Risiken gleich hoch. Treten Anfälle ohne Beeinträchtigung des Bewusstseins auf oder zeigen sich Anfälle zuverlässig vorher durch Auren, kann das Risiko im Einzelfall deutlich geringer ausfallen. Zum Radfahren und Inline-Skaten lesen Sie auch das Kapitel »Sicherheit im Straßenverkehr« (Seite 84).

Zu den Sportarten mit erhöhtem Risiko gehören:

- Eissport
- Fußball
- Geräteturnen
- Inline-Skaten (hier auf jeden Fall Protektoren tragen)
- Judo
- Radfahren
- Rollschuhfahren
- Reiten
- Rudern in normalen Gewässern (Rettungsweste zu empfehlen)
- Schwimmen
- Segeln (Rettungsweste!)
- Skifahren (Abfahrten leichteren oder mittleren Schwierigkeitsgrades)
- Surfen (Rettungsweste!)
- Tauchen mit Schnorchel
- Wasserski (Weste!)

Wie Sie sehen, sind hier viele Wassersportarten genannt. Die Gefahr des Ertrinkens bei Anfällen mit Sturz oder aufgehobener Reaktionsfähigkeit ist groß. Das gilt natürlich auch für Kleinkinder am Planschbecken. Andererseits ist das Spiel an Strand und Wasser eines der ganz großen Vergnügen für Kinder, das man ihnen nicht vorenthalten möchte. Außerdem sollten möglichst alle Kinder schwimmen lernen, die Gefahr des Ertrinkens bei einem Sturz ins Wasser für Nichtschwimmer grundsätzlich sehr hoch.

Nicht anfallsfreie Kinder mit Epilepsien können am Wassersport teilnehmen, wenn sie während des Aufenthalts 1:1 von einer Begleitperson beaufsichtigt werden. Das gilt vor allem beim Schwimmen. Jugendlichen sollte erklärt werden, dass allein schwimmen zu gehen ziemlich unvernünftig ist. Beim Bootssport, Surfen und Wasserski kann durch geeignete Rettungswesten, die den Kopf so unterstützen, dass Mund und Nase über Wasser bleiben, ein entscheidender Sicherheitsgewinn erzielt werden. In den Schwimmbecken von Badeanstalten ist dies in der Regel einfacher, weil die Umgebung übersichtlicher ist als am Strand. Beim Schnorcheln ist die Situation nur überschaubar, wenn die Begleitperson in dichtem Abstand nebenher schwimmt.

Welche Sportarten sind als ungeeignet anzusehen?
Die meisten unten genannten Sportarten kommen für Kinder ohnehin nicht in Frage, andererseits werden die Kinder größer und im Jugendalter kann das Interesse für die eine oder andere ungeeignete Sportart entstehen. Sie sollten, wenn das mit großen Enttäuschungen verbunden ist, auf die geeigneten Alternativen hinweisen, vielleicht findet sich dann eine Sportart, die ersatzweise betrieben werden kann.

Ungeeignet sind die genannten Sportarten in der Regel deshalb, weil hier eine ständige Reaktionsfähigkeit notwendig ist, um Verletzungen zu vermeiden. Beim Tauchen besteht eine erhebliche Ertrinkungsgefahr, man kann auch im Gefahrenfall nicht einfach schnell wieder auftauchen. Viele der in dieser Rubrik genannten Sportarten erfordern Lizenzen, die wiederum nur nach einer sportmedizinischen Untersuchung erteilt werden dürfen. In der Regel schließt eine aktive Epilepsie hier die sportmedizinische Tauglichkeit aus. Zu den ungeeigneten Sportarten gehören:
- Boxen
- Fechten
- Flugsport (einschließlich Fallschirmspringen und Gleitschirmfliegen)
- Kampfsportarten
- Klettern
- Motorsport
- Schwimmen ohne Begleitperson
- Skifahren (schwierige Abfahrten)
- Tauchen (mit Gerät)
- Wildwasserfahren

Was muss außerdem beim Sport berücksichtigt werden?

Bestehen bei Ihrem Kind neben den Anfällen weitere Probleme, zum Beispiel Behinderungen oder sonstige Krankheiten, ist das natürlich auch bei der Auswahl geeigneter Sportarten zu berücksichtigen. Eine erhöhte Unfallgefahr kann generell durch Hör- und Sehstörungen, ein verzögertes Reaktionsvermögen, verlangsamtes Tempo, Gang- oder Gleichgewichtsstörungen bedingt sein. Auch Kinder mit hyperaktiven Verhaltensstörungen sind durch impulsives Handeln besonders im Straßenverkehr gefährdet, weil sie drohende Gefahren oft nicht ausreichend wahrnehmen.

Besondere gesundheitliche Risiken können bestehen, wenn neben der Epilepsie weitere Erkrankungen bestehen, zum Beispiel Asthma, Herzerkrankungen, Bluterkrankheit (Hämophilie) oder ein mit einem Ventil versorgter Hydrocephalus. In diesen Fällen kann die Belastbarkeit durch die genannten

Schulsport

Leider werden noch immer viele Kinder mit Epilepsien unsinnigerweise vom Schulsport befreit. Das ist unverständlich, da man beim Schulsport eine gewisse Zahl von Unfällen bei gesunden Kindern in Kauf nimmt. Ihre Zahl liegt bei über einer Million pro Jahr. Diese Zahlen sind bekannt, weil Schulunfälle immer bei einem Unfallarzt oder einer Unfallärztin vorgestellt werden müssen. Glücklicherweise handelt es sich meistens um leichte Verletzungen. Bei Kindern mit Epilepsie ist die Krankheit, also das Auftreten eines Anfalls, meistens nicht die eigentliche Unfallursache, sondern es handelt sich eher um allgemeine Sportunfälle. Nicht anfallsfreie Kinder sollten von den oben genannten Sportarten mit erhöhtem Risiko befreit, aber nicht vollständig aus dem Schulsport ausgeschlossen werden. Oft ist die Neigung zu Anfällen während körperlicher Aktivität vermindert.

zusätzlichen Gesundheitsprobleme beeinträchtigt sein. Hier ist nicht die Epilepsie, sondern die Begleitkrankheit der begrenzende Faktor. In diesen Fällen sollten Sie mit Ihrer Ärztin oder Ihrem Arzt besprechen, ob Sport möglich ist und in welchem Umfang.

Reisen

Reisen ist mit Kindern, die an einer Epilepsie leiden, ist in der Regel möglich. Bei Kindern, die unter der Behandlung anfallsfrei geworden sind, stellt es überhaupt kein Problem dar, sofern nicht vergessen wird, die Medikamente mitzunehmen.

Medikamentenmitnahme

Bei der Mitnahme von Medikamenten bestehen in einigen Nicht-EU-Ländern Einfuhrbeschränkungen. Informieren Sie sich vor einer geplanten Reise darüber und nehmen Sie gegebenenfalls eine ärztliche Bescheinigung über die notwendige Einnahme (am besten in englischer Sprache) mit. Bei Flugreisen empfiehlt es sich, für den Fall eines Gepäckverlustes die Medikamente auf mehrere Gepäckstücke zu verteilen und möglichst im Handgepäck mitzuführen.

Reisen mit nicht anfallsfreien Kindern

Bei Reisen mit nicht anfallsfreien Kindern gibt es ein paar Dinge mehr zu beachten:

- Wichtig ist, wie stabil die Situation Ihres Kindes ist. Treten eventuell immer wieder Phasen mit plötzlichen, akut behandlungsbedürftigen Verschlechterungen auf? Im letzteren Fall sollten Sie nur Ziele mit guter medizinischer Versorgung wählen.
- Bei Flugreisen ist es am besten, sich vorher zu erkundigen, ob die Fluggesellschaft ein ärztliches Attest bezüglich der Flugfähigkeit verlangt, ansonsten riskieren Sie eine Notlandung bei einem Anfall während des Fluges.
- Bei einer Auslandsreise empfiehlt es sich dann auch, einen internationalen Epilepsie-Notfallausweis (INEA Seite 112) mitzuführen.
- Bei Fernreisen in andere Zeitzonen sollten Sie vorher mit Ihrem Arzt oder Ihrer Ärztin besprechen, wie Sie mit der Umstellung

der Medikation zu den geänderten Uhrzeiten vorgehen sollen. Das hängt von der Wirkungsdauer der einzelnen Medikamente ab. Es wäre Unsinn, die Kinder nachts zu wecken, um die Medikamente zur üblichen Stunde in der Heimat-Zeitzone zu verabreichen. Als Faustregel kann gelten, dass man nach Ankunft in einer Zeitzone, wo beim Flug »Zeit gewonnen« wird, einen Teil der Tagesdosis zusätzlich einnimmt (zum Beispiel bei acht Stunden Zeitverschiebung ein Drittel der Dosis) und in der umgekehrten Richtung einen Teil weglässt.

Ein internationaler Notfallausweis ist im nicht deutschsprachigen Ausland sehr hilfreich. Er ist in mehreren Sprachen verfasst und sollte gemeinsam mit dem behandelnden Arzt ausgefüllt werden. Im Autorenkasten am Ende des Buches finden Sie die Adresse, über die Sie den Ausweis bestellen können.

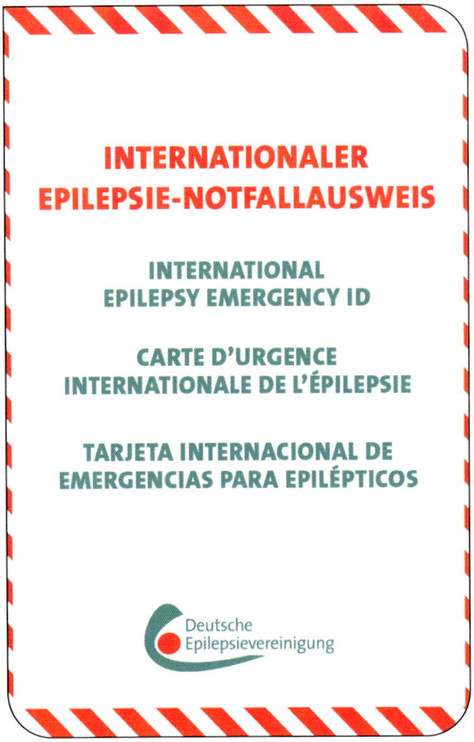

Sicherheit im Straßenverkehr

Bei nicht anfallsfreien Kindern ist die Sicherheit im Straßenverkehr sowohl zu Fuß als auch beim Radfahren eingeschränkt. Das betrifft nicht nur Kinder, die bei Anfällen stürzen könnten, sondern auch Kinder mit kurzen Aussetzern der Wahrnehmung (Absencen, Herdanfälle mit Bewusstseinsstörungen).

Wie hoch das individuelle Risiko ist, hängt vor allem von der Häufigkeit und Art der Anfälle ab. Außerdem spielt es eine große Rolle, ob Anfälle während der Aktivität im Wachzustand oder nur in Ruhephasen oder im Schlaf auftreten. Zusätzlich ist bei Kindern mit geistigen Entwicklungsstörungen zu berücksichtigen, ob sie in der Lage sind, eine Gefahrensituation im Straßenverkehr zu erkennen. Für die Entwicklung der Kinder und Jugendlichen ist es aber trotz bestehender Risiken wichtig, ihre Selbständigkeit zu fördern. Letztlich sind hier immer Kompromisse zu treffen.

Da eine Einschätzung der Risiken für Wege, die die Kinder allein zurücklegen, nicht ohne genaue Kenntnis dieser Faktoren und der Wohnumgebung möglich ist, können hier keine pauschalen Empfehlungen für solche Kompromisse gegeben werden. Hierüber sollten Sie mit den behandelnden Ärztinnen und Ärzten sprechen. Diese Risiken sind bei elterlicher Begleitung in der Regel gut zu beherrschen. Wenn die Kinder selbst Rad fahren, sollten möglichst sichere Wege dafür gewählt werden.

Fernsehen und Computerspiele

Es gibt Epilepsieformen, bei denen Lichtreize zu Anfällen führen können. Bei der zu den Reflexepilepsien rechnenden Fotoepilepsie kann das der einzige Auslösungsmechanismus sein. Aber auch bei vielen anderen, zu den generalisierten Epilepsien zu rechnenden Epilepsieformen (Seite 12) können Lichtreize Anfälle auslösen. Bei Herdepilepsien ist dies hingegen nur äußerst selten der Fall.

Vor einigen Jahren regte eine Meldung aus Japan für Aufsehen. Bei der Fernsehausstrahlung des Zeichentrickfilms »Pokemon« traten landesweit nach einer Explosionsszene mit sehr intensiven Flackereffekten bei hunderten von Kindern gleichzeitig Anfälle auf. Es kam zu etwa 560 Notaufnahmen in Krankenhäusern. Für viele Kinder war dies der erste (und auch einzige) Anfall, meistens war nicht bekannt, dass die betroffenen Kinder an einer Fotoepilepsie leiden. Nach diesem Ereignis wurde das Phänomen der durch Lichtreize ausgelösten Anfälle wissenschaftlich viel intensiver untersucht als vorher. Daher haben sich zur Frage der Anfallsauslösung durch Fernsehen und Computerspiele zahlreiche neue Aspekte ergeben.

Da bei der überwiegenden Anzahl der Kinder kein erhöhtes Risiko für Anfälle durch Lichtreize besteht und anfallssuppressive Medikamente in der Regel auch die Empfindlichkeit für lichtinduzierte Anfälle vermindern, sind grundsätzliche Beschränkungen für Kinder mit Epilepsien nicht angebracht. Die Benutzung von Computern ist heute aus dem Leben nicht mehr wegzudenken. Deshalb ist es wichtig, dass Kinder damit umzugehen lernen. Beim Konsum von Fernsehen und Computerspielen wird eher unter pädagogischen Gesichtspunkten beurteilt, welcher Umfang und welche Inhalte für Kinder bestimmter Altersstufen geeignet sind, als unter dem Gesichtspunkt der Krankheit.

Welche Lichtreize sind mit einem erhöhten Risiko verbunden?

Normales Licht, ob hell oder dunkel, kann keine Anfälle auslösen. Auch Einzelblitze, zum Beispiel von einem Fotoblitz, reichen zur Auslösung eines Anfalls nicht aus. Das Gehirn scheint eher durch Wiederholungsreize zu Anfällen stimuliert zu werden. Diese Wiederholung kann sowohl in der zeitlichen Abfolge als auch in bestimmten Mustern liegen. Am bekanntesten ist die Anfallsauslösung durch zeitlich wiederholte Lichtreize, also durch Flimmerlicht. Flimmerlicht kann durch Fernsehbildschirme, Computermonitore, Zeichentrickfilme, Stroboskoplampen in der Diskothek, Vorblitze bei Fotoapparaten, defekte Leuchtstofflampen, aber auch bei Fahrten durch Baumalleen bei tiefstehender Sonne ausgelöst werden. Auch bei der EEG-Untersuchung wendet man Flimmerlicht an, um die Empfindlichkeit des Patienten und Patientinnen für Lichtreize zu prüfen.

Allerdings kann nicht jedes Flimmerlicht einen Anfall auslösen. In den meisten Fällen bestimmt die Geschwindigkeit der Reizwiederholung (Frequenz) die Wirkung. Meistens sind es Frequenzen zwischen 10 und 30 Blitzen pro Sekunde, die die stärkste Wirkung zeigen. Ein weiterer Faktor ist, wie intensiv die Lichtquelle fixiert wird. So kommen Anfälle bei Autofahrten durch Baumalleen kaum vor, weil die Kinder auf den Rücksitzen des Autos nicht intensiv auf die Lichtquelle gucken. Bei einem Computerspiel wird hingegen sehr intensiv und konzentriert auf den Monitor geblickt. Das immer wieder gefürchtete Stroboskop-Licht in der Disco hingegen hat keine ausgeprägte Wirkung, die Blitzfolgen sind nicht sehr schnell und die Jugendlichen blicken in der Regel nicht intensiv in die Lichtquelle selbst. Dadurch hat der Reiz nur eine relativ geringe Intensität.

Neben Änderungen der Lichtintensität können auch bestimmte Muster Anfälle auslösen, zum Beispiel bestimmte Anordnungen von Streifen, Schachbrettmuster und Ähnliches. Nicht selten ist ein auslösender Reiz ein Blick auf eine Rolltreppe. Auch eine Kombination aus Reizfolge und Muster kann eine stärkere Wirkung erzielen als das Muster oder das Flimmern allein. Das war bei dem oben erwähnten Zeichentrickfilm der Fall. Lichtreize lösen nicht immer gleich große Anfälle aus, es kommt häufig nur zu einzelnen Zuckungen ohne Bewusstseinsverlust. Selten empfinden Kinder lichtinduzierte Anfälle als ein so angenehmes Gefühl, dass sie die Anfälle selbst auslösen, zum Beispiel durch Wedeln mit den Fingern vor dem Sonnenlicht.

Wie kann man feststellen, welche Kinder betroffen sind?

Wenn bereits Anfälle in entsprechenden Situationen aufgetreten sind, ist es sehr wahrscheinlich, dass eine Fotosensibilität vorliegt. Bei anderen Kindern wird die Fotosensibilität bei der EEG-Untersuchung festgestellt. Dazu wird während der EEG-Ableitung eine Blitzlampe eingesetzt, die einige Sekunden lang Blitze in verschiedenen Folgefrequenzen erzeugt. Meistens wird dabei ein Bereich zwischen einem Blitz pro Sekunde und 30 Blitzen pro Sekunde untersucht. Bei fotosensiblen Kindern treten dann Spannungsspitzen im EEG auf. Man kann dabei auch bestimmen, für welche Flimmerfrequenzen ein Kind besonders empfindlich ist.

Leider ist diese Methode nicht zu 100 Prozent zuverlässig, Kinder mit Musterempfindlichkeit oder einer Empfindlichkeit gegen bestimmte Kombinationen aus Mustern und Flimmern werden damit nicht erfasst. In Verdachts- und Zweifelsfällen (ein Anfall kann auch einmal zufällig vor dem Computer oder dem Fernsehgerät aufgetreten sein) kann an einigen spezialisierten Einrichtungen während des EEG die Musterempfindlichkeit überprüft werden, indem bei der EEG-Untersuchung bestimmte Bildmuster auf einem Monitor gezeigt werden.

Was tun, wenn eine Fotosensibilität besteht?

Wenn eine Fotosensibilität festgestellt wurde oder bereits Anfälle in entsprechenden Situationen eingetreten sind, sollten einige Vorsichtsmaßnahmen ergriffen werden, wenn man Anfälle vermeiden möchte. Wichtig ist allerdings auch hier die Frage, ob eine Fotosensibilität, die vor Beginn der Behandlung bestand, unter der Therapie weiterhin bestehen bleibt. Oft wird die Fotosensibilität durch die Therapie so weit unterdrückt, dass es zu keinen lichtinduzierten Anfällen mehr kommt. Manchmal besteht die Fotosensibilität jedoch weiter und hier können einige Maßnahmen Abhilfe schaffen.

Fernsehgerät

Unsere Fernsehsender strahlen 25 Bilder pro Sekunde aus, die zeilenweise auf den Bildschirm übertragen werden. Das würden die meisten Menschen als Flimmern empfinden, daher werden aus den 25 Bildern 50 sogenannte Halbbilder gemacht, beim ersten Halbbild wird die 1., 3., 5. Zeile, beim zweiten Halbbild die 2.,4.,6. Zeile usw. übertragen. Mit diesem Trick wird der Flimmereindruck zwar massiv abgeschwächt, aber von empfindlichen Personen noch immer wahrgenommen. Bei etlichen Fernsehgeräten, besonders bei größeren Bildschirmen, wird durch die sogenannte 100-Hertz-Technik die Zahl der auf dem Bildschirm ausgegebenen Bilder verdoppelt, dadurch wird der Flimmereindruck praktisch vollständig vermieden.

Moderne TFT- und Plasmabildschirme der Flachbild-Fernsehgeräte flimmern technologiebedingt ebenfalls nicht. Es gibt Untersuchungen, die zeigen, dass die Reizwirkung von 100-Hertz- und TFT-Bildschirmen bei Fotosensibilität geringer ist als bei Fernsehgeräten herkömmlicher Bauart. Allerdings sind solche Geräte auch kostspieliger. Aber Sie können auch bei älteren Fernsehgeräten durch die im Folgenden genannten Vorsichtsmaßnahmen das Risiko von Anfällen mindern. Außerdem ist die Technik des Fernsehgerätes nicht alles, oft haben Zeichentrickfilme weniger Bilder pro Sekunde, als das Fernsehen übertragen kann. Da kann auch die 100-Hertz-Technik keine Verbesserung bringen. Die folgenden Vorsichtsmaßnahmen wirken aber auch hier:

- Mindestabstand: Je weniger Anteil der Bildschirm am gesamten Gesichtsfeld hat, desto besser. Der am weitesten entfernte Platz ist der beste.
- Verminderung von Kontrasten: Der Raum, in dem ferngesehen wird, sollte normal beleuchtet und nicht abgedunkelt sein. Dadurch ändert sich die gesamte Lichtmenge durch das Flimmern weniger. Schwarz-Weiß-Filme haben oft härtere Kontraste als Farbfilme und gelten daher als ungünstiger.
- Nicht in übermüdetem Zustand fernsehen, denn so kommen zwei anfallsbegünstigende Faktoren zusammen.

Übrigens hat sich die Medienindustrie durch den Vorfall in Japan bemüht, Risikofaktoren in Zeichentrickproduktionen und Computeranimationen zu identifizieren und in aktuellen und künftigen Produktionen zu vermeiden.

Computermonitore

Seit mehreren Jahren unterstützen Computer und Computermonitore Bildfolgefrequenzen von wenigstens 70 Hertz (70 Bilder pro Sekunde). Dadurch wird ein flimmerfreies Arbeiten ermöglicht. Sollte ein Flimmern wahrzunehmen sein, sollte man versuchen, die höchstmögliche Bildfolgefrequenz einzustellen. Die individuelle Wahrnehmungsgrenze ist von Mensch zu Mensch unterschiedlich. Wenn das Bild als flimmerfrei empfunden wird, ist kein erhöhtes Anfallsrisiko gegeben.

Computerspiele

Bei Computerspielen kann man die unproblematische Situation des Arbeitens am Monitor leider nicht zu 100 Prozent übernehmen. Die Bildfolgefrequenzen können bei Computerspielen weit unterhalb der eingestellten Bildwiederholungsrate des Monitors liegen, die Berechnung von komplexen Spielszenen und Bewegungsabläufen kann so lange dauern, dass eine kritisch niedrige Bildfolgefrequenz entsteht. Explosionsszenen können starke Flimmereffekte erzeugen. Der Abstand zum Monitor ist geringer als beim Fernsehen und der Grad der Konzentration auf das Bild ist meistens höher.

Oft spielen besonders Jugendliche ganze Nächte hindurch. Die Übermüdung ist wahrscheinlich hier insgesamt der größere Risikofaktor als die Reizwirkung des Lichtes (und kann auch bei nicht fotosensiblen Jugendlichen zu Anfällen führen). Auch hier lässt sich das Risiko von Anfällen durch einfache Maßnahmen vermindern:

- Sprechen Sie mit Ihrem Kind über die Risiken und vereinbaren Sie eine sinnvolle Selbstbegrenzung der Spielzeit.
- Sehen Sie sich die Computerspiele an, die Ihr Kind spielt (was schon aus pädagogischen Gründen unbedingt zu empfehlen ist). Nicht alle Spiele enthalten plötzliche Lichtblitze und Explosionsszenen. Viele Spiele sind nicht gefährlicher als das Arbeiten am Computer.

Was zu Computerspielen gesagt wurde, gilt auch für Spielkonsolen, die an das Fernsehgerät angeschlossen werden. Hier lässt sich oft als zusätzliche Risikominderung ein etwas größerer Betrachtungsabstand zum Fernsehgerät einhalten.

Mini-Spielkonsolen (»Gameboy«)

Miniaturisierte Spielgeräte mit einem eigenen, kleinen Display wie der Gameboy oder ähnliche Geräte, darunter sind auch Handy-Spiele einzuordnen, sind nicht mit einem erhöhten Anfallsrisiko verbunden. Der Anteil des kleinen Bildschirms am Gesichtsfeld und die Lichtenergie sind dafür zu gering. Hier ist wieder unter rein pädagogischen Gesichtspunkten zu entscheiden, ob man Kindern erlaubt, damit zu spielen und in welchem Umfang. Auch hier gilt bei zu großer Spielbegeisterung wieder das Übermüdungsrisiko.

Gesundheitsfragen

Eltern können viel zur erfolgreichen Behandlung von Epilepsien beitragen. Auch Fieber und Impfungen sind meist unproblematisch, wenn Sie gut informiert sind.

Ist Ihr Kind an einer Epilepsie erkrankt, haben Sie sicher viele Fragen zu seinen gesundheitlichen Problemen, die ich hier beantworten möchte.

Was können die Eltern zur Behandlung beitragen?

Die Behandlung einer chronischen Krankheit wie der Epilepsie besteht nicht nur in der ärztlich verordneten Therapie. Das Kind muss lernen, mit seiner Krankheit umzugehen. Je älter das Kind wird, desto wichtiger wird dieses Thema. Dazu benötigt Ihr Kind Hilfe und Anleitung, denn nicht alle Probleme lassen sich in der Sprechstunde lösen. Außerdem haben Sie den täglichen Umgang mit der Erkrankung in der Hand. Sie verabreichen die verordneten Medikamente und Sie sind die wichtigste Informationsquelle für den behandelnden Arzt.

Auch wenn Sie Ärztinnen und Ärzte anderer Fachrichtungen aufsuchen, weil Ihr Kind noch andere, nicht mit der Epilepsie in Zusammenhang stehende Erkrankungen oder Beschwerden hat, ist es wichtig, die Fachleute über die Epilepsie zu informieren, da sonst eventuell ungünstige Behandlungsvorschläge gemacht werden. Manchmal besteht auch bei Ärzten und Ärztinnen, die mit der Behandlung von Epilepsien wenig vertraut sind, eine gewisse Unsicherheit, z. B. ob sich Medikamente mit den Anfallssuppressiva vertragen oder ob eine Narkose unbedenklich ist. In diesen Fällen sollten Sie für den erforderlichen Kontakt mit den Medizinern oder Medizinerinnen, die die Epilepsie behandeln, sorgen.

Aufklärung des Kindes über seine Krankheit

Ein Kind mit einer Epilepsie fühlt sich nicht krank. Die meisten Kinder spüren von den Anfällen nichts, es sei denn, es handelt sich um Herdanfälle mit erhaltenem Bewusstsein. Das Kind erlebt seine Krankheit daher vorwiegend anhand der Reaktion seiner

Umgebung. Deshalb sollte man die Kinder nicht ständig wie Kranke behandeln. Langfristig führt dieser Konflikt zwischen dem eigenen Erleben der Krankheit und dem Verhalten der Umgebung oft zu einer Ablehnung der Krankheit mit allen zur Behandlung sinnvollen Maßnahmen, was den richtigen Umgang mit der Erkrankung im Jugendalter sehr erschweren kann.

Sie sollten allerdings die Anfälle gegenüber Ihrem Kind auch nicht verschweigen. Die Kinder haben je nach Alter und Entwicklungsstand eigene Fragen zur Epilepsie, die sie vielleicht nicht immer stellen. Kinder wollen wissen, woher ihre Krankheit kommt, wie sie auf andere wirkt oder ob die Krankheit ansteckend sein könnte. Auch Fragen zur Zukunft, wie lange Medikamente eingenommen werden müssen, ob sie später mit der Krankheit arbeiten können und ob sie selbst Kinder bekommen können, beschäftigen die Kinder teilweise sehr. Die Kinder sollten wissen, dass sie Anfälle bekommen können und wie ihre Krankheit heißt. Eine Erleichterung ist es oft, wenn Eltern dem Kind einen Impuls zu solch einem Gespräch geben und es fragen, welche Vorstellungen es selbst von seiner Krankheit hat.

Ganz wichtig ist, die Kinder zu stützen, wenn sie von anderer Seite mit Vorurteilen gegenüber der Epilepsie konfrontiert werden. Es gibt leider immer noch Menschen, die die Epilepsie als eine Art Geisteskrankheit oder zumindest als Schande ansehen. Hier brauchen die Kinder möglichst sachliche Informationen. Zur Information von Kindern über die Epilepsie gibt es inzwischen einige Bücher, die mit altersgerechtem Bildmaterial auch einen gewissen Einblick in die Vorgänge im Gehirn geben. Andere Bücher wiederum beschäftigen sich eher mit dem Umgang mit dem Kranksein. Hinweise dazu finden Sie in den Empfehlungen (Seite 118).

Wenn Sie mit Ihrem Kind über die Erkrankung gesprochen haben, kann es vorkommen, dass Ihr Kind beginnt, Anfälle zu spielen. Das Spielen von Situationen ist einer der Wege, mit denen Kinder emotionale Belastungen bewältigen. Deshalb sollten Sie Ihr Kind nicht daran hindern. Erst wenn Ihr Kind anfängt, bei unangenehmen Anforderungen oder zur Durchsetzung von Forderungen mit Anfällen zu drohen, sollten Sie einschreiten. Hier ist manchmal bereits eine externe Erziehungsberatung sinnvoll.

Heranwachsende, nicht anfallsfreie Kinder möchten oft genau wissen, wie ihre Anfälle aussehen, und bitten vielleicht darum, einen Anfall auf Video aufzunehmen und ihnen zu zeigen. Sie brauchen keine Angst davor zu haben, Ihr Kind damit zu sehr zu erschrecken; in seiner eigenen Fantasie ist alles womöglich noch viel schlimmer. Kommen Sie diesem Wunsch nach und schauen Sie sich die Videos gemeinsam an, verbinden Sie das aber mit weiteren Informationen über die Krankheit.

Trotz dieser notwendigen Aufklärung sollte das Gespräch über die Krankheit des Kindes nicht ständig im Mittelpunkt des familiären Geschehens stehen. Nicht alle eigenen Befürchtungen und Unklarheiten der Eltern sollten vor dem Kind ausbreitet werden.

Aufklärung von Freunden und Bekannten

Bei nicht anfallsfreien Kindern sollten der Freundeskreis und Bekannte, bei denen sich das Kind öfter aufhält, genauso über die Erkrankung aufgeklärt sein wie Erzieherinnen oder Lehrer. Meistens schützt man damit das Kind vor ungeeigneten, überstürzten Hilfsmaßnahmen bei einem Anfall, die letztlich nur schaden können. Außerdem erweckt eine Geheimhaltung der Erkrankung bei Kindern oft den Eindruck, dass die Krankheit doch ein Makel sein könnte.

Stärkung des Selbstbewusstseins

Die Epilepsie kann das Selbstbewusstsein der betroffenen Kinder erheblich beeinträchtigen. Es ist eine wichtige Aufgabe für die Eltern, das Selbstbewusstsein Ihres Kindes zu stärken und ihm das richtige Verhältnis zu seiner Erkrankung zu vermitteln. Ganz wichtig ist, nicht das Gefühl zu geben, die Erkrankung sei ein großes Unglück oder gar eine Schande für Ihr Kind oder die Familie. Auch die Angst, die Erkrankung könnte die Chancen auf eine Schul- und Berufsausbildung Ihres Kindes beeinträchtigen, kann sich auf das Kind oder den Jugendlichen übertragen. Ebenso können übertriebene Ängstlichkeit, Verbote oder übermäßige Überwachungsmaßnahmen die Entwicklung des Selbstbewusstseins Ihres Kindes beeinträchtigen.

Die Befürchtung, jederzeit einen Anfall bekommen zu können, der einem die Möglichkeit zur Kontrolle der jeweiligen Situation entzieht, trägt sehr zur Verunsicherung betroffener Kinder und Jugendlicher bei. Hier ist es ebenfalls wichtig, diesen Aspekt nicht zu übertreiben. Es zeigte sich in mehreren Studien, dass die Selbsteinschätzung gerade bezüglich der Verunsicherung mit besserer Sachinformation über die Erkrankung günstiger ausfällt.

Andere Faktoren, die sich negativ auf das Selbstbewusstsein auswirken können, sind Misserfolge, Ausschluss von Aktivitäten in Sport und Freizeit oder soziale Probleme im Klassenverband, die eventuell durch Verhaltensstörungen mitbedingt sein können. Diese Probleme sollten immer angegangen werden, wenn sie erkannt werden, vieles davon wurde im Kapitel »Probleme und Symptome« (Seite 37) angesprochen.

Zeigen sich erhebliche Störungen des Selbstwertgefühls oder gar depressive Verstimmungen, sollte eine psychologische Mitbetreuung des Kindes oder Jugendlichen erfolgen.

Medikamenteneinnahme

Zur erfolgreichen Behandlung einer Epilepsie ist die regelmäßige Einnahme der verordneten Medikamente erforderlich. Regelmäßig bedeutet nicht, dass die Medikamente minutengenau zur gleichen Uhrzeit eingenommen werden müssen. Das Vergessen der Einnahme kann aber dazu führen, dass der Medikamentenspiegel (Seite 55) im Blut und damit auch im Gehirn so weit absinkt, dass die anfallshemmende Wirkung des Medikaments nicht mehr gegeben ist.

Bei Kindern wird die Einnahme der Medikamente immer mit Hilfe der Eltern erfolgen, bei Jugendlichen ist jedoch anzustreben, dass sie die Medikamenteneinnahme selbständig und selbstverantwortlich übernehmen. Das ist manchmal schwierig, weil insbesondere nach längerer Anfallsfreiheit das Krankheitsbewusstsein nachlässt. Außerdem liegt Ordnung und Regelmäßigkeit normalerweise in diesem Alter nicht gerade im Mittelpunkt des Interesses.

Es ist völlig normal, dass man sich manchmal unsicher ist, ob man die Medikamente am jeweiligen Tag eingenommen hat, oder ob man sich stattdessen an die gestrige Einnahme erinnert. Ist man sich sicher, dass man das Medikament vergessen hat einzunehmen, kann man die ausgelassene Dosis auch noch nach einigen Stunden nachholen. Gelangt man nicht zu dieser Sicherheit, ist es besser, das Medikament nicht ein zweites Mal einzunehmen, denn die Überdosierungserscheinungen können weitaus unangenehmer sein. Ist man sich öfters unsicher, ob man die Medikamente eingenommen hat oder nicht, ist eine Dosierungsschachtel (Medikamentendosette) zu empfehlen (Abb. unten). Hier kann man die gesamten Einnahmen für eine Woche vorbereiten und dadurch immer kontrollieren, ob das entsprechende Fach noch gefüllt oder schon leer ist. Eine andere Hilfe kann zum Beispiel eine moderne Armbanduhr mit Erinnerungsfunktion sein.

Eine Medikamentendosette erleichtert den Überblick über die Medikamenteneinnahme. Foto: © K. Oborny/Thieme.

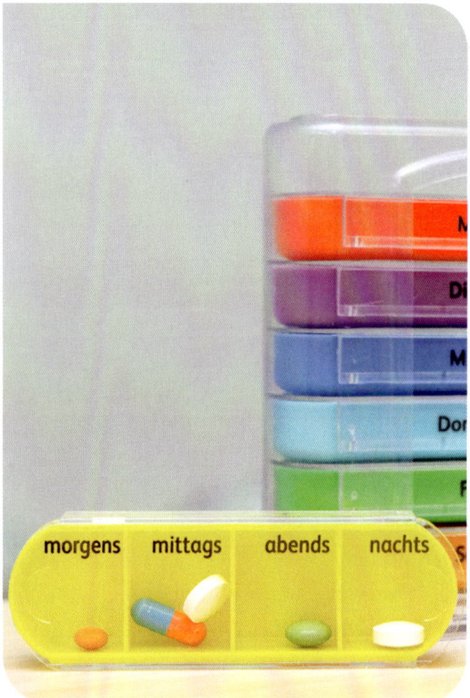

Bei kleinen Kindern ist die Einnahme von Tabletten oft schwierig. Manche anfallssuppressiven Medikamente stehen in flüssiger Form zur Verfügung, das kann die Einnahme erleichtern. Zur exakten Dosierung empfiehlt es sich, die einzunehmende Dosis mit einer Spritze (ohne Nadel) aufzuziehen und den Inhalt der Spritze direkt in den Mund zu geben. Das verhindert eine ungenaue Dosierung, die oft bei der Einnahme vom Löffel durch Verschütten oder Verschmieren um den Mund herum auftreten kann.

Anfallskalender und Anfallsbeschreibung

Das Führen eines Anfallskalenders und eine möglichst genaue Anfallsbeschreibung sind wichtige Voraussetzung für eine erfolgreiche Behandlung einer Epilepsie.

Anfallsbeschreibung

Die Anfallsbeschreibung ist das wichtigste Mittel zur richtigen Klassifikation von Anfällen und damit für die richtige Diagnose. Da Anfälle nur selten in Gegenwart eines Arztes oder einer Ärztin auftreten, sind diese auf eine möglichst genaue Beschreibung der Anfälle angewiesen, um sie richtig einordnen zu können. Natürlich müssen Sie nicht jeden einzelnen Anfall protokollieren. Bei den meisten Kindern laufen die Anfälle auch immer nach dem gleichen Muster ab. Wichtig ist aber, dass Sie, wenn neue Anfallsformen auftreten, die Sie bisher nicht beobachtet haben, oder irgendwelche Änderungen im Anfallsablauf eintreten, diese festhalten.

Worauf sollte man bei der Anfallsbeschreibung achten?

Stadium	Zu beachtende Punkte
Vorzeichen	• Merkt das Kind, ob ein Anfall kommt? Ändert es vorher sein Verhalten?
Anfallsbeginn	• Was sind die ersten Symptome eines Anfalls? • Beginnt er an einem bestimmten Körperteil, auf einer Körperseite, wird der Kopf oder der Blick zu einer Seite gewendet? • Ist das Bewusstsein zu Beginn des Anfalls noch erhalten?
Anfallsablauf	• Welche sichtbaren Symptome treten nacheinander auf? Auch hier sind Unterschiede zwischen beiden Körperhälften von Bedeutung. • Ist Ihr Kind während des Anfalls ansprechbar?
Anfallsende	• Endet der Anfall plötzlich oder klingt er langsam aus? • Ist Ihr Kind nach dem Anfall schnell wieder voll orientiert oder kommt es langsam »zu sich«? • Kann es sich an den Anfall erinnern? • Hat es mitbekommen, was Sie gesagt oder gemacht haben, auch wenn es nicht direkt reagieren konnte?

Alle diese Merkmale helfen besonders bei Herdepilepsien festzustellen, welche Gehirnanteile am Ablauf des Anfalls beteiligt sind. Diese Informationen sind sehr wertvoll und auch durch die aufwendigste Apparatediagnostik nicht zu ersetzen.

Die Beobachtung und Aufzeichnung des Anfallsablaufs sollten möglichst undramatisch geschehen. Wenn daraus ein schreckliches Ereignis gemacht wird, das die ganze Familie lange Zeit beschäftigt, wird Ihr Kind unnötig verängstigt. Da Ihr Kind den Ablauf des Anfalls meistens nicht bewusst erlebt oder keine Erinnerung daran hat, kann die Verunsicherung durch die Umgebung einen sehr ungünstigen Einfluss auf das Selbstwertgefühl Ihres Kindes haben.

Anfallskalender

Ein Anfallskalender (Abb. Seite 94) ist eine wichtige Hilfe zur Beurteilung der Wirksamkeit einer Behandlung oder um besondere Auslösefaktoren für Anfälle ausfindig zu machen. In einem Anfallskalender markiert man auftretende Anfälle mit einfachen Zeichen wie Strichen oder kleinen Kreisen. Normalerweise passt dadurch ein ganzer Monat auf eine Seite. Man erhält einen Überblick, ob sich Anfälle zu bestimmten Tageszeiten häufen, ob sie gleichmäßig verteilt oder in sogenannten Clustern auftreten. Cluster bedeutet, dass mehrere Anfälle kurz nacheinander auftreten und es anschließend eine mehrtägige oder mehrwöchige Pause gibt. Über längere Zeiträume kann man Trends verfolgen. Einen Anfallskalender zu führen, hat natürlich nur bei einer aktiven Epilepsie Sinn. Wenn Ihr Kind seit längerer Zeit anfallsfrei ist, brauchen Sie den Kalender nicht weiterzuführen.

Verwenden Sie bei der Führung eines Anfallskalenders die für die verschiedenen Anfallstypen vorgeschlagenen Zeichen. Das ist wichtig, damit beispielsweise bei einem Arztwechsel oder Krankenhausaufenthalt auch Ärzte und Ärztinnen mit dem Kalender zurechtkommen, mit denen Sie nicht ständig in Kontakt stehen. Oft werden die Zeichen für große Anfälle (Seite 13) auch für längere Anfälle benutzt, obwohl es sich nach der üblichen Anfallsklassifikation um andere Anfallsformen handelt. Das kann bei der Auswertung des Anfallskalenders zu erheblichen Fehleinschätzungen führen. Im Zweifelsfall sollten Sie mit der behandelnden Ärztin oder dem behandelnden Arzt besprechen, welche der vorgeschlagenen Zeichen Sie für welchen Anfallstyp verwenden sollten.

Wichtig ist, dass bei Kindern mit häufigeren Anfällen nicht nur zuhause auftretende Anfälle registriert werden. Es kann durchaus sinnvoll sein, einen zweiten Kalender für den Kindergarten oder die Schule zu verwenden. Die Eintragungen sollten dann aber am Monatsende möglichst auf einen Kalender übertragen werden, sonst verliert man den Vorteil der Übersichtlichkeit. Jugendliche möchten oft die Führung des Anfallskalenders selbst übernehmen. Das ist ein sehr positiver Schritt in der Entwicklung des selbständigen Umgangs mit der Erkrankung. Er sollte unbedingt gefördert werden.

Elektronische Anfalls- und Behandlungskalender

Es gibt auch elektronische Anfallskalender als App für das Smartphone. Beispiele sind die Gratis-Apps »epilepsieTagebuch« (für das iPhone®) oder die »EpiCalendar« App (für Android®). Diese Apps speichern die Daten lokal auf dem Smartphone, erlauben aber auch, sie zu exportieren und ausgedruckt

Ein Anfallskalender erleichtert den Überblick über das Auftreten und die Art der Anfälle.

Monat	März 24								April 24								Mai 24							
Tag	Uhrzeit								Uhrzeit								Uhrzeit							
	6	9	12	15	18	21	24	3	6	9	12	15	18	21	24	3	6	9	12	15	18	21	24	3
1																								
2																								
3				O																				
4																								
5																			●					
6												I												
7																								
8												II												
9																								
10																								
11																			I					
12												O												
13																								
14																								
15				II	I																			
16				I																				
17				I																				
18				II																				
19				I																				
20				O								I												
21																								
22																								
23																								
24												I												
25																								
26																								
27																								
28																								
29																								
30																								
31																								

Einzutragende Zeichen:

- O generalisierte Anfälle
- ● generalisierte Anfälle aus dem Schlaf
- I kleine Anfälle und Absencen
- X Herdanfälle oder fokale Anfälle
- P Periode

zum Arztbesuch mitzunehmen. Weitere Hinweise dazu finden Sie in den Empfehlungen des Autors (Seite 118). Bei Kindern mit vielen Anfällen, die auch in Kindergärten oder Schulen auftreten, müssen wechselnde Personen die Anfälle notieren. Dafür ist ein herkömmlicher Papier-Anfallskalender praktischer.

Es gibt auch den kostenlosen internetbasierten Behandlungskalender »Epivista«, der vom PC oder Smartphone aus genutzt werden kann. Die Daten werden dann auf einem Server gespeichert. Einige Kliniken und Epilepsiezentren machen davon Gebrauch, wodurch ein direkter Einblick der behandelnden Ärztinnen und Ärzte (natürlich nur mit Einverständnis von Betroffenen bzw. Eltern) in die Anfallssituation und deren Verlauf möglich ist. Eine generelle, flächendeckend einsetzbare Lösung zur elektronischen Übermittlung des Anfallskalenders ist zum Zeitpunkt der Drucklegung dieses Buches nicht im Einsatz.

Infektionskrankheiten

Fieberhafte Infektionskrankheiten treten bei Kindern normalerweise mehrmals im Jahr auf. Meistens handelt es sich um durch Viren verursachte Infektionen der oberen Luftwege, sogenannte »Erkältungskrankheiten« mit Husten, Schnupfen, Halsschmerzen und Fieber. Daneben gibt es viele andere Viruserkrankungen, die grippeartige Symptome, Hautausschläge, Durchfälle, Lymphknotenschwellungen und andere Krankheitszeichen verursachen können. Viele Viren hinterlassen eine dauerhafte Immunität, daher nimmt die Häufigkeit solcher Erkrankungen im Laufe der Entwicklung eines Kindes ab. Manchmal stecken aber auch Infektionen durch Bakterien hinter einer fieberhaften Erkrankung, das ist oft bei der Angina (Entzündung im Halsbereich inklusive der Mandeln), bei Lungenentzündungen oder Infektionen der Harnwege der Fall. Bakterielle fieberhafte Erkrankungen erfordern meistens die Behandlung mit Antibiotika.

Kinder, die an einer Epilepsie erkrankt sind, werden natürlich ebenfalls eine gewisse Zahl fieberhafter Infektionskrankheiten erleiden. Das führt nur selten zu echten Problemen. Meistens wird sich die Häufigkeit von Anfällen während des Infekts nicht wesentlich verändern. Es gibt aber einzelne Kinder, die während eines fieberhaften Infekts mehr Anfälle bekommen als sonst. Besonders häufig wird das bei Kleinkindern beobachtet. Manchmal tritt auch das Gegenteil ein: Manche Kinder haben während fieberhafter Infektionskrankheiten weniger Anfälle als sonst. Bei Kindern, die zu einer Anfallshäufung während fieberhafter Erkrankungen neigen, kann man versuchen, das Fieber durch regelmäßige Gabe von Fiebermitteln niedrig zu halten. Sie können auch so verfahren, wie es bei Fieberkrämpfen (Seite 96) empfohlen ist.

Ein besonderes Problem stellen Infektionserkrankungen mit wiederholtem Erbrechen oder starken Durchfällen dar. Das Erbrechen kann dazu führen, dass die verabreichten Medikamente mit erbrochen werden, bei starken Durchfällen können bestimmte darmlösliche Medikamente unverdaut mit dem Stuhl ausgeschieden werden. In beiden Fällen können die Medikamentenspiegel (Seite 55) unter den wirksamen Bereich fallen, was zu vermehrten Anfällen führen kann. Das Vorgehen hängt hier von der Art der verordneten Medikamente und der Ursache des Erbrechens ab. Befragen Sie in solch einem Fall immer die Ärztinnen oder Ärzte, die die Epilepsie behandeln.

Was tut man bei Fieberkrämpfen?

Bei Kindern mit Fieberkrämpfen – und das Gleiche gilt für Kinder mit Epilepsien, die bei Fieber mehr Anfälle haben also sonst –, treten Anfälle meist beim Anstieg der Temperatur auf. Die Bereitschaft zu Anfällen bei Fieber nimmt meistens bereits nach dem fünften Lebensjahr deutlich ab, bei älteren Kindern und Jugendlichen spielt Fieber als anfallsauslösender Faktor keine entscheidende Rolle.

Kinder, die nicht an einer Epilepsie leiden, sondern ausschließlich an Fieberkrämpfen (und das sind etwa fünf Prozent aller Kinder), haben oft nur einen einzigen Fieberkrampf in ihrem gesamten Leben. Bei etwa einem Drittel der Kinder kommt es zu wiederholten Fieberkrämpfen.

Eine Möglichkeit der Behandlung von Fieberkrämpfen ist die konsequente Fiebersenkung. Üblicherweise werden fiebersenkende Medikamente nur bei Bedarf gegeben, also immer, wenn die Körpertemperatur deutlich erhöht ist. Dadurch kommt es zu einem dauernden Wechsel von Temperaturanstieg und Temperaturabnahme. Kinder, die häufig zu Krampfanfällen beim Temperaturanstieg neigen, sollte man an den ersten drei bis vier Tagen eines fieberhaften Infekts regelmäßig mit fiebersenkenden Medikamenten behandeln. Die heute gebräuchlichsten Medikamente sind Paracetamol und Ibuprofen. Beide Wirkstoffe wirken etwa sechs Stunden. Man sollte also bei einem Temperaturanstieg auf über 38,5 Grad mit der Behandlung beginnen und dann alle sechs Stunden ein Fiebermittel verabreichen. Trotzdem kann auch mit dieser Strategie bei weitem nicht jeder Fieberkrampf verhindert werden. Oft beginnt das Fieber sehr plötzlich oder unbemerkt. Auch im Kindergarten kann das Fieber beginnen. Bei einem sehr raschen Fieberanstieg ist nicht selten der Fieberkrampf das erste Symptom. Eine Zeitlang wurde empfohlen, Kinder mit häufigeren Fieberkrämpfen während der Dauer fieberhafter Infekte mit anfallssuppressiv wirkenden Medikamenten, zum Beispiel mit Diazepam, zu behandeln. Auch Dauerbehandlungen mit Anfallssuppressiva wurden versucht. Beide Maßnahmen haben nur einen geringen Effekt auf die Häufigkeit von Fieberkrämpfen. Das Verhältnis von Nutzen und Nebenwirkungen wird heute in der Fachliteratur meist als ungünstig angesehen.

Die meisten Fieberkrämpfe dauern, wie andere Anfälle auch, nur kurze Zeit an, enden also innerhalb von drei Minuten. Verlängerte Fieberkrämpfe, insbesondere wenn sie über 30 Minuten andauern, sind mit der Gefahr einer Gehirnschädigung verbunden. Daher sollten Sie, wenn eines Ihrer Kinder zu Fieberkrämpfen neigt, ein Medikament zur akuten Beendigung von Fieberkrämpfen (Diazepam) im Hause haben. Die Anwendung ist im Kapitel »Für den Notfall« (Seite 110) beschrieben.

Operationen

Operationen und moderne Narkoseverfahren stellen keine besondere Gefährdung für Kinder mit Epilepsien dar. Auch die Lokalbetäubung, wie sie zum Beispiel vom Zahnarzt durchgeführt wird, ist unproblematisch. Wichtig ist, dass der Narkosearzt oder die Narkoseärztin über die Epilepsie und die einzunehmenden Medikamente informiert wird. Von einigen Narkosemitteln ist bekannt, dass sie bei Epilepsien weniger günstig sind und daher nicht verwendet werden sollten. Andere Narkosemittel haben keinen oder sogar einen anfallshemmenden Effekt auf die Epilepsie. Wenn bekannt ist, dass eine Epilepsie vorliegt, kann die richtige Auswahl getroffen werden. Eine grundsätzliche Unverträglichkeit zwischen den Narkosemitteln und den zur Behandlung von Epilepsien eingesetzten Medikamenten besteht nicht.

Ein weiteres Problem stellt die für die Narkose notwendige Einhaltung einer Nüchternphase dar. Eine Narkose mit vollem Magen bringt das Risiko mit sich, dass bei einem eventuellen Erbrechen Material aus dem Magen in die Lunge gelangen könnte. Deshalb wird, außer in unvermeidlichen Notfallsituationen, immer bei leerem Magen operiert. Durch diese Vorsichtsmaßnahme kann die Morgendosis der Medikamente am Operationstag nicht eingenommen werden. Einige Medikamente stehen auch als Injektionslösung zur Verfügung, die dann über die für die Operation ohnehin angelegte Infusion verabreicht werden können. Dies gilt leider nicht für alle Medikamente. Wenn keine Injektionslösung zur Verfügung steht, wird man einen Teil der ausgefallenen Medikamente nach der Operation verabreichen.

Etwas schwieriger sind bestimmte Eingriffe an den Verdauungsorganen, bei denen auch nach der Operation keine Nahrungsaufnahme möglich ist. Auch das ist es kein Problem, wenn das verabreichte Medikament als Injektionslösung zur Verfügung steht. Wenn nicht, wird man hier auf eine Ersatzbehandlung mit einem injizierbaren Arzneistoff ausweichen müssen. Auf keinen Fall sollte die Behandlung der Epilepsie über einen längeren Zeitraum ersatzlos unterbrochen werden.

Bei der Behandlung einer Epilepsie mit Valproinsäure- (oder Natriumvalproat-)haltigen Medikamenten (zum Beispiel Ergenyl, Orfiril, Convulex) kann es zu einer Beeinträchtigung der Blutgerinnung kommen. In den meisten Fällen stellt dies kein wesentliches Risiko dar, vor einer Operation sollte es aber durch eine Blutuntersuchung abgeklärt und gegebenenfalls durch geeignete Maßnahmen ausgeglichen werden.

Wechselwirkungen mit anderen Medikamenten

Medikamente können sich gegenseitig in ihrer Wirkung beeinflussen (Seite 61). Es gibt jedoch nicht nur Wechselwirkungen der Anfallssuppressiva untereinander, sie können auch Wechselwirkungen mit Medikamenten zur Behandlung völlig anderer Krankheiten haben. Meistens betreffen diese Wechselwirkungen den Abbau von Medikamenten. Er kann durch bestimmte Kombinationen beschleunigt oder verlangsamt werden. Dadurch kann entweder die Wirksamkeit eines Medikaments vermindert oder es können durch zu hohe Wirkstoffmengen im Körper unerwünschte Wirkungen auftreten. Meistens lässt sich das durch eine Dosisanpassung bei dem einen oder dem anderen Medikament korrigieren.

Glücklicherweise treten solche Probleme bei Kindern nur selten auf, weil die meisten Kinder, im Gegensatz zu älteren Menschen, nicht an mehreren Krankheiten oder Organfunktionsstörungen gleichzeitig leiden. Aber auch jenseits chronischer Erkrankungen ergibt sich auch bei Kindern immer wieder ein Behandlungsbedarf.

Wichtig bei der Behandlung von Kindern sind hier insbesondere Antibiotika. Bei der Behandlung von Atemwegsinfektionen wird besonders häufig Erythromycin oder Clarithromycin eingesetzt. Das sind an sich sehr gut verträgliche Antibiotika, die gegen viele bei diesen Infektionen wichtigen Bakterien wirksam sind. Sie hemmen aber den Abbau vieler Anfallssuppressiva. Unter diesen Kombinationen kann es zu Nebenwirkungen der Anfallssuppressiva wie Doppeltsehen oder Schwindelgefühl kommen. In diesem Fall muss die Dosis des Anfallssuppressivums während der Behandlung reduziert – aber das Medikament nicht abgesetzt werden. Die Dosis des Antibiotikums darf man nicht reduzieren, da es sonst nicht ausreichend gegen die Bakterien wirkt.

Besonders bei Kindern mit geistiger Behinderung bestehen manchmal erhebliche Schlafstörungen, die einer Behandlung bedürfen können. Hier sollten erst einmal alle nicht medikamentösen Möglichkeiten der Behandlung ausgeschöpft werden. Bei ausgeprägten Einschlafstörungen kann das Hormon Melatonin eingesetzt werden, ein körpereigener Stoff, von dem keine schwerwiegenden Nebenwirkungen und kein Abhängigkeitspotenzial bekannt geworden sind.

Einige Medikamente werden von Patienten, besonders mit idiopathischen Epilepsien, besonders schlecht vertragen. Dazu zählen viele Wurmmittel oder die Malariamittel Resochin oder Lariam. Das liegt nicht an Wechselwirkungen, sondern daran, dass diese Medikamente die Anfallsbereitschaft direkt erhöhen können.

Impfungen

Häufig wird die Frage gestellt, ob Kinder mit Epilepsien geimpft werden können. Auch bei Ärztinnen und Ärzten bestehen hier oft Unsicherheit und Zurückhaltung, weil manche Impfungen auch bei Gesunden die Gefahr einer Nervenerkrankung mit sich bringen. Dieses Risiko ist jedoch für Kinder mit Epilepsie bei den meisten Impfungen nicht größer.

Empfohlene Impfungen

Von der Ständigen Impfkommission (STIKO) am Robert Koch-Institut wird empfohlen, alle Kinder gegen Tetanus, Diphtherie, Keuchhusten, Haemophilus influenzae (HiB), Polio (Kinderlähmung), Masern, Mumps, Röteln und Hepatitis B zu impfen. Diese Impfungen sind recht gut verträglich und schützen vor teilweise sehr schweren Erkrankungen. Früher galt die Keuchhusten-Impfung für Kinder mit Erkrankungen des Nervensystems, zu denen auch die Epilepsie gehört, als riskant. Seit mehreren Jahren wird jedoch ein neuerer Impfstoff verwendet, den man als azellulären Impfstoff bezeichnet. Die mit diesem Impfstoff verbundenen Risiken sind deutlich geringer, lediglich bei fortschreitenden Erkrankungen des Nervensystems, die in seltenen Fällen als Ursache von Epilepsien in Frage kommen, sollte er nicht verabreicht werden.

Risiko

Grundsätzlich sollte man eventuellen Problemen durch eine Impfung die Risiken der Infektion bei ungeimpften Kindern entgegensetzen. Die meisten Erkrankungen, gegen die eine Impfung empfohlen wird, sind keineswegs harmlos.

Jeder Mensch sollte einen wirksamen Impfschutz gegen Tetanus haben. Die Erkrankung kann durch Verletzungen erworben werden, bei denen der Erreger des Tetanus, der sich zum Beispiel in der Erde oder in Holz befinden kann, eindringt. Die Schwere des Krankheitsbildes ist, wenn es zur Infektion kommt, erheblich. Auch mit modernen intensivmedizinischen Maßnahmen bestehen nur mäßige Überlebenschancen. Bei Kindern mit Anfällen, die zu Verletzungen führen können, sollte man auch an das Tetanus-Risiko denken.

Eine Infektion mit Masern, Mumps oder Keuchhusten kann bei ungeimpften Kindern zu Gehirnschädigungen führen. Übereinstimmend werden die Risiken der Impfung viel geringer eingeschätzt als die der Erkrankung eines ungeimpften Kindes.

Fiebersenkung

Kinder, die zu häufigen Anfällen bei Fieber neigen, sollten nach einer Impfung einige Tage mit einem fiebersenkenden Medikament behandelt werden, da kurze fieberhafte Reaktionen nach vielen Impfungen auftreten können. Das gilt auch bei schwereren Epilepsieformen wie dem Dravet-Syndrom (Seite 33).

Auch wenn einmal nach einer Impfung Anfälle auftreten, sind anhaltende Verschlechterungen einer Epilepsie durch eine Impfung höchst selten. Der Nutzen des Impfschutzes überwiegt diese Risiken deutlich. Durch Verwendung von Kombinationsimpfstoffen, die gegen mehrere der genannten Erkrankungen gleichzeitig schützen, kann man die Häufigkeit von Impfungen senken.

Weitere Impfungen

Bei Verdacht auf einen Kontakt mit einem tollwütigen Tier sollten auch Kinder und Jugendliche mit Epilepsie gegen Tollwut geimpft werden. Die Impfung mit den heute gebräuchlichen Impfstoffen ist gut verträglich, während eine ausgebrochene Tollwut-Erkrankung auch heute noch immer zum Tode führt.

Impfungen gegen die durch Zecken übertragene Frühsommer-Meningoenzephalitis (FSME) können vorübergehend zu häufigeren Anfällen führen. Der Erreger dieser Erkrankung kommt in Deutschland nur in einigen Gebieten vor, außerdem ist der Erkrankungsverlauf bei Kindern und Jugendlichen meistens nicht sehr schwerwiegend. Eine Impfung ist nur sinnvoll, wenn Sie sich in einem Gebiet mit hohem Erkrankungsrisiko aufhalten. Die Impfung schützt nicht gegen alle Krankheitserreger, die vor einem einem Zeckenbiss übertragen werden.

Grippeschutzimpfungen sind bei Kindern und Jugendlichen mit Epilepsie unbedenklich, genauso wie es eine Coronaschutzimpfung wäre, wenn sie noch einmal sinnvoll für die hier besprochene Altersgruppe würde. Schlechter verträglich für Patienten mit Epilepsie sind Impfungen gegen Gelbfieber oder Cholera, die nur vor einem Aufenthalt in Risikogebieten durchgeführt werden sollten.

Ernährung

Kinder und Jugendliche mit Epilepsien sollten eine gesunde und ausgewogene Ernährung erhalten wie alle anderen Kinder auch. Es gibt keine Nahrungsmittel, die speziell für Kinder mit Epilepsien besonders gesund oder besonders ungesund sind. Auch eine besondere Regelmäßigkeit der Mahlzeiten ist nicht erforderlich.

Die Kenntnis, dass eine ketogene Diät (Seite 63) oder hohe Dosierungen von Vitamin B_6 (Seite 62) zur Behandlung von Epilepsien eingesetzt werden können, führt manchmal zu dem Fehlschluss, dass man mit einer wie auch immer gearteten Diät eine vielleicht günstige Wirkung auf die Erkrankung erzielen könnte. Bei den genannten Behandlungen handelt es sich um Ausnahmen, denen entweder bestimmte Stoffwechselstörungen zu Grunde liegen oder die ketogene Diät als extreme Veränderung der Energiezufuhr der Nervenzellen eingesetzt wird. Diese Therapien sind, wie die Einnahme von Medikamenten, nur unter fachkundiger Betreuung durchzuführen. Eine ketogene Diät ist auch nur wirksam, wenn sie vollständig eingehalten wird. Ein bisschen weniger Kohlehydrate hilft nichts, genauso wenig wie ein bisschen mehr Vitamin B_6. Daher ergibt es im Normalfall keinen Sinn, besondere Ernährungsmethoden zu empfehlen.

Koffeinhaltige Getränke wie Cola, Kaffee oder Tee stellen kein besonderes Risiko dar. Früher wurde Koffein sogar zur Behandlung von Anfällen eingesetzt, die bei Müdigkeit vermehrt auftreten, wie beispielsweise Absencen. Das ist heute zwar überholt, aber zumindest bei normalem Genuss von Koffein sind keine negativen Wirkungen zu erwarten. Erst in hohen Dosierungen kann eine anfallsbegünstigende Wirkung auftreten, dazu müsste aber mehr als ein Liter Kaffee in relativ kurzer Zeit getrunken werden.

Übergewicht

Übergewicht ist heute bereits im Kindesalter ein häufiges Problem. Einige zur Behandlung von Epilepsien eingesetzte Medikamente können zu einer Gewichtszunahme (Seite 57) führen. Davon sind meistens größere Kinder und Jugendliche betroffen, bei Kleinkindern spielt dieser Effekt nur eine geringe Rolle. Die Gewichtszunahme geschieht durch eine Steigerung des Appetits, nicht durch den Nährwert des Medikaments an sich. Bei manchen Epilepsien gibt es relativ wenige Alternativen zur Behandlung, sodass man diese Nebenwirkung manchmal in Kauf nehmen muss. Man kann das durch ein kalorienarmes Nahrungsangebot (viel Obst und Gemüse) ausgleichen, sollte aber damit beginnen, bevor eine massive Gewichtszunahme eingetreten ist.

Über eine sinnvolle Steuerung der Gewichtsentwicklung lassen sich ganze Bücher schreiben, daher kann hier nicht im Detail darauf eingegangen werden. Bei Kindern besteht durch das Wachstum ein anderer Nährstoffbedarf als bei Erwachsenen, daher sind viele Rezepte zur Gewichtsabnahme bei Kindern nicht anwendbar. Nehmen Sie bei Gewichtsproblemen professionelle Hilfe in Anspruch. Viele Kinderkliniken haben eigene Ernährungsberaterinnen und -berater, die mit den besonderen Bedürfnissen von Kindern und Jugendlichen vertraut sind. Wenn Sie in ambulanter Betreuung bei einem Kinderarzt oder einer Kinderärztin sind, wird er oder sie wissen, wohin Sie sich mit dem Problem wenden können.

Alkohol und Nikotin

Alkohol gehört zu den Substanzen, die bei vielen Patienten mit Epilepsien Anfälle auslösen können. Kinder sollten überhaupt keinen Alkohol trinken, aber bei Jugendlichen gehört es oft »dazu«, in der Gruppe Alkohol zu sich zu nehmen. Auch hier ist es wichtig, dass die Kinder genügend Selbstbewusstsein und die Fähigkeit erlangt haben, selbstverantwortlich mit ihrer Krankheit umzugehen. Nur so können sie als Jugendliche auch einmal Nein sagen. Die Empfindlichkeit gegenüber Alkohol ist je nach Epilepsie unterschiedlich. Kleine Alkoholmengen, das sind ein bis zwei Gläser Bier oder Wein, werden jedoch meistens vertragen. Größere Mengen Alkohol gehen mit einem deutlich erhöhten Risiko für das Auftreten von Anfällen einher. Regelmäßiges, also fast tägliches oder tägliches Trinken von Alkohol kann die Leber aktivieren, sodass Medikamente beschleunigt abgebaut werden. Dadurch kann die Wirkung der Behandlung bei regelmäßigem Alkoholkonsum abnehmen.

Nikotin hat keine anfallsfördernde Wirkung. Man sollte sich aber im Klaren sein, dass Rauchen grundsätzlich ungesund ist, das gilt natürlich auch für Jugendliche mit einer Epilepsie. Ein Problem bei nicht anfallsfreien Jugendlichen könnten eventuelle Verbrennungsunfälle durch einen Anfall mit brennender Zigarette in der Hand sein. Erfreulicherweise hat der Nikotinkonsum in den letzten Jahren nachgelassen und das Rauchen ist bei Jugendlichen nicht mehr so verbreitet wie früher. Man sollte den Jugendlichen das Rauchen nicht »wegen der Epilepsie« verbieten, das ist Unsinn. Und zu viele Verbote erschweren den Jugendlichen den eigenverantwortlichen Umgang mit ihrer Erkrankung.

Epilepsie und Empfängnisverhütung

Bei Mädchen im Jugendalter stellt sich die Frage der Empfängnisverhütung. Obwohl Kinder und Jugendliche heute mit dem Thema Sexualität sehr früh in Kontakt kommen und soziale Medien sowie viele Jugendzeitschriften diesem Thema einen breiten Raum einräumen, ist das Wissen von Jugendlichen über geeignete Verhütungsmaßnahmen oft erschreckend gering. Gleichzeitig nimmt das durchschnittliche Alter bei sexuellen Erstkontakten ab. Eine relativ hohe Zahl ungewollter Schwangerschaften ist die Folge. Das Thema sollte daher mit allen Jugendlichen eingehend besprochen werden. Bei Jugendlichen mit Epilepsie ist das nicht wesentlich anders, es ergeben sich jedoch einige Besonderheiten bei der Verhütung mit der »Pille«.

Bei Mädchen, die nur gelegentlich Geschlechtsverkehr haben, sollte der Anwendung von Kondomen der Vorzug gegeben werden, damit wird gleichzeitig die Gefahr geschlechtlich übertragener Infektionen verhindert. Wichtig ist auch eine Anleitung, wie Kondome anzuwenden sind. Obwohl Jugendzeitschriften voll von Artikeln zur Sexualität sind, finden die Jugendlichen dort oft keine vernünftigen Anleitungen zur Empfängnisverhütung.

Die Antibabypille kann Wechselwirkungen mit den eingenommenen Anfallssuppressiva haben. Einige ältere Wirkstoffe, wie Carbamazepin, Phenytoin oder Phenobarbital (auf der Packungsbeilage zu finden), beschleunigen den Abbau der in der Pille enthaltenen Hormone so stark, dass eine zuverlässig wirksame Empfängnisverhütung nicht möglich ist. Das gilt auch für hormonelle Verhütungsmittel, die anders angewendet werden, wie die Dreimonatsspritze oder vaginal eingelegte Hormonringe. Besteht eine Behandlung mit einem dieser Medikamente und ist das Ausweichen auf Alternativen nicht möglich, muss auf andere Verhütungsmethoden, z. B. eine Spirale, zurückgegriffen werden.

Die meisten modernen Anfallssuppressiva und Valproinsäure-Präparate beeinträchtigen die Wirkung der Pille nicht oder nur unwesentlich. Zu empfehlen sind hier immer Präparate, die einen hohen Sicherheitsfaktor in ihrem Gestagen-Anteil besitzen. Manche Pillen enthalten die doppelte Menge Gestagen, die mindestens zur Verhinderung eines Eisprungs notwendig ist. Hier besteht eine hohe Sicherheit, auch wenn die Hormone etwas schneller abgebaut werden. Der Östrogenanteil der Pille ist für die empfängnisverhütende Wirkung bedeutungslos. In älteren Büchern und Artikeln wird oft empfohlen, Pillen mit höherem Östrogenanteil zu verwenden. Das ist nach heutigem Kenntnisstand nicht sinnvoll.

Valproinsäure (bzw. Natriumvalproat) ist ein häufig verwendetes und sehr wirksames Anfallssuppressivum. Wird es Mädchen im gebärfähigen Alter verordnet, sollte wegen besonderer Risiken für das ungeborene Kind (falls die Schwangerschaft unter der Therapie eintritt) immer an eine ausreichende Empfängnisverhütung gedacht werden. Näheres dazu im Kapitel »Schwangerschaft« (rechts).

Bei einigen Anfallssuppressiva, z. B. dem Wirkstoff Lamotrigin, kann der umgekehrte Effekt eintreten. Durch die stärkere Hormonzufuhr wird der Abbau des Anfallssuppressivums beschleunigt und die Wirkung des Medikaments lässt nach. Normalerweise kann das durch eine Bestimmung des Blutspiegels und eine Dosisanpassung ausgeglichen werden. Bei Pillen, die eine einwöchige Einnahmepause vorsehen, kann es aber zu Spiegelschwankungen kommen. In schwierigen Fällen ist hier eine Dauereinnahme der Pille ohne Pausen sicherer.

Wichtig ist bei der Verordnung der Antibabypille, dass der Arzt oder die Ärztin weiß, dass Anfallssuppressiva eingenommen werden. Erweist sich die Einnahme der Pille aus einem der genannten Gründe als problematisch, sollte man sich über entsprechende Alternativen beraten lassen.

Schwangerschaft

Das Thema Schwangerschaft ist eigentlich ein Thema des Erwachsenenalters. Ihre heranwachsende Tochter wird sich aber irgendwann für dieses Thema interessieren, außerdem sollte man für den Fall einer Schwangerschaft im Jugendalter Bescheid wissen. Noch immer gibt es zu viele Befürchtungen, das ungeborene Kind könnte durch die Epilepsie oder die Medikamente Schäden erleiden. Mehr als 90 Prozent aller Schwangerschaften verlaufen auch bei Patientinnen mit Epilepsie unkompliziert und führen nicht zu Gesundheitsschäden beim Kind.

Das Risiko, dass ein Kind ebenfalls an einer Epilepsie leidet, liegt zwischen fünf und acht Prozent. Bei den meisten Epilepsien gibt es keine Untersuchung, mit der sich vorher feststellen lässt, ob das Kind auch an einer Epilepsie erkranken könnte. Nur für bestimmte Erkrankungen, die als Ursache einer symptomatischen Epilepsie in Frage kommen können, gibt es höhere Risiken. In diesen Fällen handelt es sich aber um genetische Erkrankungen mit bekannten Genmutationen. Hier kann durch eine Fruchtwasseruntersuchung festgestellt werden, ob das Kind betroffen ist.

Der Verlauf der Epilepsie selbst wird durch eine Schwangerschaft nicht wesentlich beeinflusst, bei etwa sieben Prozent der Frauen kommt es zu mehr Anfällen, bei 13 Prozent zu weniger Anfällen als sonst. Für den weitaus größten Teil sind keine Änderungen zu erwarten.

Viele an Epilepsie erkrankte Frauen haben Angst, das Kind könnte durch die eingenommenen Medikamente geschädigt werden, und nehmen sie nicht mehr ein, wenn sie merken, dass sie schwanger sind. Ein erneutes Auftreten von Anfällen bis zum Status epilepticus (Seite 22) kann Folge der Einnahmeunterbrechung sein. Die Gefährdung von Mutter und Kind ist dabei viel höher als das Risiko einer Fehlbildung beim Kind durch ungünstige Effekte von Medikamenten. Eine Änderung der Behandlung während der Schwangerschaft ist auch nicht sinnvoll, eventuelle Fehlbildungen eines Kindes entstehen in den ersten Schwangerschaftswochen. Bis man die Schwangerschaft bemerkt, ist diese Zeit oft schon verstrichen.

Fehlbildungen beim Ungeborenen durch Medikamente

Tatsächlich erhöht sich das Risiko für das Auftreten von Fehlbildungen, das auch bei gesunden Frauen und ohne Einnahme von Medikamenten nicht null ist, durch Einnahme von anfallssuppressiven Medikamenten. Kombinationen mehrerer Medikamente erhöhen das Risiko ebenfalls. Oft handelt es sich jedoch nur um geringe Fehlbildungen, die eher kosmetischer Natur sind und meistens auch korrigiert werden können. Das zusätzliche Risiko für Fehlbildungen durch Medikamente liegt zwischen zwei und fünf Prozent.

Die häufig eingesetzte und manchmal für eine erfolgreiche Behandlung unentbehrliche Valproinsäure ist nicht nur wegen möglicher Fehlbildungen des Rückenmarks, sondern auch wegen möglichen Gehirnentwicklungsstörungen beim ungeborenen Kind eines der besonders problematischen Medikamente.

Diese Probleme treten nur auf, wenn das Medikament während der Schwangerschaft eingenommen wird. Eine vor einer Schwangerschaft zurückliegende Behandlung mit Valproinsäure hat keine schädigenden Einflüsse auf das Ungeborene.

Es ist daher wichtig, bei Mädchen im Jugendalter daran zu denken, dass eine Behandlung möglicherweise im Erwachsenenalter weitergeht und dann bei einem Kinderwunsch eine nicht immer unproblematische Umstellung der Therapie erforderlich wird. Daher sollte man bei Mädchen im Jugendalter zunächst versuchen, statt der Valproinsäure andere für die bestehende Epilepsieform geeignete Wirkstoffe einzusetzen.

Empfehlenswert ist, den Kinderwunsch vor einer Schwangerschaft mit dem behandelnden Arzt oder der behandelnden Ärztin zu besprechen und gegebenenfalls ungünstigere Medikamentenkombinationen vorher durch andere zu ersetzen.

Heranwachsen mit einer Epilepsie

Beim Übergang ins Erwachsenenalter ist ein möglichst naht- und reibungsloser Wechsel von der kinderärztlichen Betreuung in die Erwachsenenmedizin wichtig.

Epilepsien beginnen häufig im Kleinkind- oder im frühen Schulalter. In dieser Lebensphase ist ein Kind noch nicht in der Lage, die Bedeutung seiner Krankheit zu verstehen. Zum Beginn des Jugendalters möchten und sollen die Heranwachsenden ihr Leben zunehmend in die eigene Hand nehmen. Spätestens dann ist es wichtig, ein Grundwissen über die eigene Erkrankung und ihre Behandlung erworben zu haben, sofern die Epilepsie nicht schon vorher ausgeheilt ist.

Die Zeiten der ärztlichen Sprechstunden reichen in der Regel nicht aus, um den Kindern und Jugendlichen dieses Grundwissen zu vermitteln. Auch ist die Zeit der intensiven ärztlichen Gespräche, die zum Zeitpunkt der Diagnosestellung laufen, dann längst vorbei.

Epilepsieschulungen für Kinder und Eltern

Epilepsieschulungen für Kinder sind möglich und wichtig dafür, ihnen die bestmögliche Unterstützung im Umgang mit der eigenen Erkrankung zu bieten. Ziel der Schulung ist es, den Kindern und ihren Familien das Wissen und die Fähigkeiten zu vermitteln, die Krankheit zu managen, Anfälle zu erkennen und möglichst gut damit umzugehen, sowie mögliche Auslöser und Risiken zu identifizieren und zu minimieren.

Die Schulungen werden in Form von Workshops angeboten. Sie bestehen meist aus zwei parallelen Veranstaltungen. Es gibt einen Elternkurs, der den Eltern Hintergrundwissen vermittelt und Fragen zum Umgang mit der Erkrankung beantworten kann, die im knappen Zeitrahmen einer ärztlichen Sprechstunde nicht behandelt werden können. Gleichzeitig findet der Kurs für die Kinder statt, der die Inhalte altersgerecht vermittelt und auch das Selbstbewusstsein der Kinder stärken soll. Eltern von schwerbehinderten Kindern können auch ohne Kind am Elternprogramm teilnehmen.

In Deutschland gibt es zwei verbreitete Schulungsprogramme: »famoses« und »Flip & Flap«. Diese Schulungsprogramme wurden jeweils von einem Team aus Ärztinnen, Psychologen und Pädagoginnen entwickelt und im Rahmen einer versuchsweisen Durchführung evaluiert. Flip & Flap bietet auch ein altersangepasstes Schulungsprogramm für Jugendliche an, ansonsten wenden sich die Programme eher an Kinder zwischen sechs und elf Jahren. Weitere Informationen dazu finden Sie in den Empfehlungen des Autors (Seite 118).

Epilepsieschulungen werden von spezialisierten Ärzten, Therapeutinnen und Pädagogen durchgeführt, die selbst dazu ein Trainingsprogramm absolviert haben und zertifiziert sind. Das stellt sicher, dass diese Schulungen von qualifizierten Fachleuten durchgeführt werden und eine sachkundige und sichere Unterweisung und Betreuung des Kindes und der Eltern gewährleisten. Angeboten werden solche Schulungen an Epilepsiezentren, spezialisierten Kliniken, sozialpädiatrischen Zentren oder auch in spezialisierten Arztpraxen, die entsprechend zertifizierte Mitarbeitende haben. Die Teilnahme wird von den Krankenkassen finanziert, oft ist aber ein kleiner Beitrag für Verbrauchsmaterial und Verpflegung zu leisten.

Der Übergang ins Erwachsenenalter

Der Übergang ins Erwachsenenalter, auch Transition genannt, ist ein wichtiges Thema für alle jugendlichen Patienten und ihre Familien. Mit dem Erreichen des Erwachsenenalters wechseln die Jugendlichen von der kinderärztlichen Betreuung in das System der Erwachsenenmedizin. Das ist bei Eltern oft mit Verlustängsten verbunden, da im Laufe der Zeit zu den kinderärztlich Behandelnden und Einrichtungen ein Vertrauensverhältnis aufgebaut wurde. Andererseits muss aber auch klar sein, dass die Kinderärzte und Kinderneurologen mit den medizinischen Problemen von Erwachsenen wenig Erfahrung haben und der Wechsel in die Erwachsenenmedizin langfristig einen Gewinn darstellt.

Wenn der Wechsel in die Erwachsenenmedizin ohne Vorbereitung stattfindet, gibt es oft Bruchlandungen. Jugendliche, die sonst in der Lage sind, ihr Leben selbständig in die Hand zu nehmen, wissen oft zu wenig über ihre Krankheit, weil die Gespräche immer zwischen dem Kinderarzt oder der Kinderärztin und den Eltern stattgefunden haben. Jugendliche können dann die Fragen der weiterbehandelnden Neurologinnen und Neurologen schlecht beantworten, was auch zu Fehlschlüssen auf die Erkrankung führen kann. Eltern sind in der neurologischen Sprechstunde (sofern sie nicht wegen schwerer Behinderung der Betroffenen notwendig sind) eher nicht erwünscht, das Sorgerecht ist dann auch erloschen. Dazu kommt, dass die kinderärztliche oder kinderneurologische Versorgung oft ein breites Spektrum von Gesundheitsproblemen abdeckt, die auch außerhalb der Epilepsie bestehen können. Bei Erwachsenen sind dazu aber oft mehrere Fachärztinnen und -ärzte notwendig. Tipps dafür, wie Sie solche »Bruchlandungen« verhindern, finden Sie im Kapitel »So gelingt der Übergang ins Erwachsenenalter« (Seite 107).

Die Transition beinhaltet aber nicht nur den Wechsel des Behandlungssystems. Die Jugendlichen durchlaufen einen Prozess der Selbständigkeitsentwicklung, zu der auch der selbständige Umgang mit der Erkrankung gehört, wenn sie im Jugendalter überhaupt noch besteht oder weiter Medikamente eingenommen werden müssen. Dieser Prozess umfasst das ganze Jugendalter, nicht nur der Zeitpunkt des Erreichens der Volljährigkeit. Wichtig ist, dass in diesem Transitionsprozess auch wichtige Fragen, die im Jugendalter zunehmende Bedeutung erhalten, besprochen werden. So sollten Themen wie lange Abende mit folgendem Schlafmangel oder alkoholische Getränke angesprochen werden, bevor die Jugendlichen ihre Grenzen durch Experimentieren herauszufinden versuchen. Da die Risiken von Schlafmangel oder Alkohol bei verschiedenen Epilepsien unterschiedlich sind und auch vom bisherigen Behandlungserfolg abhängen, sollten diese Themen mit dem Arzt oder der Ärztin besprochen werden. Ein wichtiges Thema ist auch die Empfängnisverhütung (Seite 101).

Für Jugendliche, deren Entwicklungsstand es zulässt, wird auch das Thema Führerschein wichtig. Der Gesetzgeber verlangt dafür bei Patienten mit Epilepsien eine einjährige Anfallsfreiheit, gleichgültig, ob noch Medikamente eingenommen werden müssen oder nicht. Wenn Medikamente abgesetzt werden, nachdem der Führerschein erworben wurde, darf man sechs Monate lang kein Kraftfahrzeug führen.

Wichtige Punkte, die die medizinische Versorgung betreffen, sollten mit dem Arzt oder der Ärztin besprochen werden. Wenn Mädchen mit Valproat behandelt werden und erwartet werden kann, dass später ein Kinderwunsch besteht, sollte überprüft werden, ob man auf Alternativen zu diesem Medikament ausweichen kann (Seite 103). Eine Umstellung einer wirksamen Behandlung ist immer mit dem Risiko des erneuten Auftretens von Anfällen verbunden. Deren Auswirkungen davon sind im Jugendalter meistens besser zu verkraften, als wenn man im Arbeitsleben steht.

Vorbereitungsprogramme an medizinischen Einrichtungen

Viele Einrichtungen, insbesondere Kliniken und Epilepsiezentren, die Behandlungen für Kinder und Erwachsene mit Epilepsie durchführen, bieten sogenannte Transitionsprogramme an. Dazu wird den Jugendlichen angeboten, in den Sprechstunden erst einmal allein mit einer Ärztin oder einem Arzt zu sprechen, um zu üben, selbständig Auskünfte zu ihrem Gesundheitszustand zu geben. Manche Themen möchten Jugendliche auch nicht unbedingt unter den Augen ihrer Eltern besprechen. Teil des Programms ist dann oft eine Übergangssprechstunde mit dem Kinderneurologen und dem Erwachsenenneurologen gleichzeitig, um diesen Übergang zu erleichtern. Außerdem sichern diese Programme, dass die Behandlungsunterlagen optimal weitergereicht werden und so keine wichtigen Informationen verloren gehen.

Im Rahmen dieser Vorbereitungsprogramme wird auch evaluiert, ob eine im Kindesalter gestellte Syndromdiagnose (Seite 26) noch zutrifft, denn manchmal ändert sich das Bild einer Epilepsie im Laufe der Entwicklung. Auch die Notwendigkeit der Bereitstellung einer Notfallmedikation wird überprüft, da bei vielen Epilepsien das

Risiko langdauernder Anfälle im Erwachsenenalter deutlich abnimmt.

So gelingt der Übergang ins Erwachsenenalter

Folgende Tipps helfen bei einer erfolgreichen Vorbereitung auf das Erwachsenalter:

- Fangen Sie frühzeitig an. Bei geistig normal oder weitgehend normal entwickelten Jugendlichen sollte die Begleitung zum selbständigen Umgang mit der Erkrankung mit 13 bis 14 Jahren beginnen.
- Als Eltern sollten Sie etwas »loslassen« und den Jugendlichen trotz der Erkrankung das größtmögliche Maß an Selbständigkeit gewähren.
- Gewöhnen Sie die Jugendlichen langsam daran, ihre Medikamenteneinnahme so selbständig wie möglich zu handhaben.
- Lassen Sie die Jugendlichen beim Arztgespräch selbst zu Wort kommen und fallen Sie ihnen möglichst nicht gleich ins Wort, wenn sie nicht ganz zutreffende Antworten geben.
- Denken Sie an Epilepsieschulungen (Seite 104), denn sie können die Entwicklung sehr erleichtern.
- Wenn der Arztwechsel zum Neurologen oder zur Neurologin ansteht, kümmern Sie sich rechtzeitig um einen ersten Termin, denn es bestehen oft lange Wartelisten.
- Bitten Sie die Kinderneurologin oder den Kinderneurologen, falls sie es nicht selbst anbieten, einen Bericht oder die wichtigsten Behandlungsunterlagen für die weiterbehandelnden Neurologen zu erstellen.

Diese Tipps beziehen sich, bis auf die letzten beiden Punkte, hauptsächlich auf Jugendliche, die ein (mindestens weitgehend) selbständiges Leben als Erwachsene führen können. Bei Kindern mit schwereren geistigen Behinderungen sind viele dieser Konzepte kaum durchführbar. Trotzdem sollte auch hier versucht werden, dass die Heranwachsenden befähigt werden, im Rahmen der erreichbaren Möglichkeiten über ihre Beschwerden Auskunft zu geben. Bei schwerbehinderten Jugendlichen empfiehlt sich auch die Weiterbehandlung in einem medizinischen Zentrum für Erwachsene mit Behinderungen (MZEB).

Bei Jugendlichen, die aufgrund ihrer Behinderung eine Betreuung im Erwachsenalter brauchen werden, ist es auch wichtig, rechtzeitig vor Erreichen der Volljährigkeit beim zuständigen Amtsgericht einen Antrag auf rechtliche Betreuung zu stellen.

Für den Notfall

Das richtige Verhalten beim Miterleben eines Anfalls schützt die Betroffenen. Dauert der Anfall länger als fünf Minuten, sollten Sie ein Notfallmedikament geben.

Ein Notfallausweis ist sinnvoll, obwohl nur wenige Anfälle eine wirkliche Notfallsituation darstellen. Alarmsysteme können besonders bei Kindern mit nächtlichen Anfällen hilfreich sein, ihre Handhabung ist im Alltag aber nicht unproblematisch.

Was tun bei einem epileptischen Anfall?

Generalisierte epileptische Anfälle sehen immer sehr dramatisch aus. Insbesondere wenn während der Anfälle die Atmung gestört ist und die Betroffenen sich bläulich verfärben, kommt das Gefühl auf, sie könnten ersticken. Dennoch sind die weitaus meisten Anfälle für die Betroffenen nicht lebensbedrohlich. Es ist also wichtig, nicht in Panik zu geraten und die Betroffenen nicht durch falsche Hilfsmaßnahmen zu gefährden.

Ein Anfall endet normalerweise innerhalb weniger Minuten, die meisten Anfälle sind nach zwei bis drei Minuten zu Ende. Vernünftige Hilfsmaßnahmen beschränken sich darauf, die Verletzungsgefahr während des Anfalls zu mindern. Ist man von Beginn an dabei, gelingt es eventuell, das stürzende Kind aufzufangen und so die direkte Verletzung durch den Sturz zu vermeiden. Bei einem langsamen Beginn sollte man beim Hinlegen auf Bett, Sofa oder Teppich behilflich sein. Sind Betroffene schon gestürzt, sollte man zunächst alle Gegenstände, an denen sie sich verletzen könnten, entfernen. Bei Kindern können das auch Legosteine sein. Eine Brille sollte man besser abnehmen. Muss man das Kind aus einer Gefahrenzone, beispielsweise von einer scharfen Möbelkante entfernen, so sollte man es immer am Oberkörper anfassen. Das Ziehen an den Armen könnte in ungünstigen Fällen zusammen mit einer Zuckung zu einer Überlastung und Verletzung der Gelenke an den Armen führen. Auf keinen Fall sollte man versuchen, zuckende Arme oder Beine festzuhalten, das erhöht nur die Verletzungsgefahr.

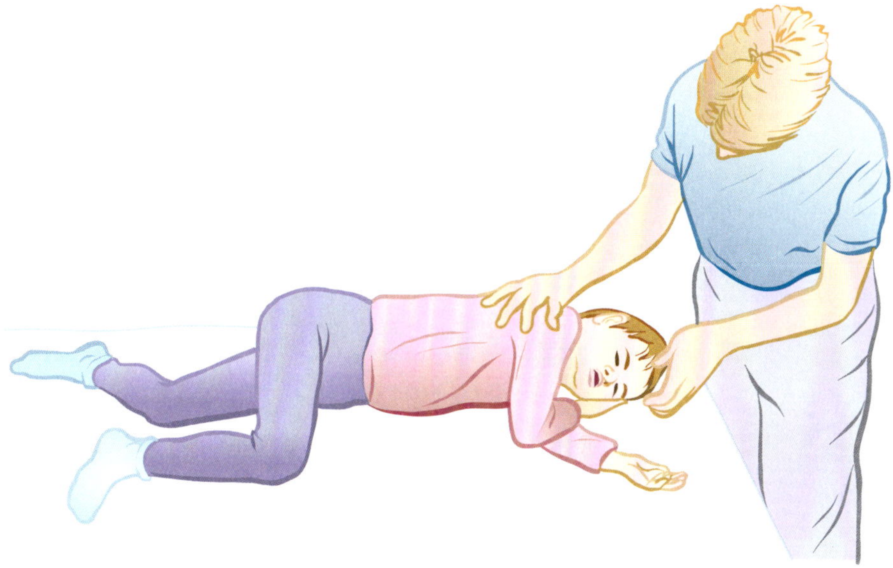

Die stabile Seitenlage schützt vor dem Ersticken.

Hat das Kind etwas im Mund, das verschluckt werden könnte, sollte man es in eine stabile Seitenlage bringen (Abb. oben). Das hilft auch bei vermehrtem Speichelfluss oder Erbrechen, weil die Flüssigkeit dann abfließen kann und nicht in die Atemwege gelangt.

Wenn der Kopf starke Bewegungen macht, kann man durch Unterlegen eines weichen Gegenstands Verletzungen durch wiederholtes Aufschlagen auf dem Boden vermindern. Keinesfalls sollten Sie versuchen, den Mund gewaltsam zu öffnen oder Gegenstände einzuführen, die einen Zungenbiss verhindern sollen. Auch Versuche einer Mund-zu-Mund-Beatmung sollten unterlassen werden. Ein Sauerstoffmangel im Anfall erreicht normalerweise keine bedrohlichen Ausmaße.

Aus dem eventuellen Nachschlaf sollte man die Betroffenen nicht unnötig wecken, der Schlaf ist zur Erholung notwendig.

Bei Herdanfällen sollte man sich darauf beschränken, Betroffene von besonderen Gefahrenpunkten fernzuhalten. Verletzungen bei Herdanfällen sind außerordentlich selten.

Wann kann ein Anfall bedrohlich werden?

Ein Anfall kann dann bedrohlich werden, wenn er nicht von selbst endet, sondern in einen Status epilepticus (Seite 22), also einen nicht spontan endenden Anfall, überzugehen droht. Bei einer Anfallsdauer von mehr als 30 Minuten kann das Gehirn geschädigt werden. Da die meisten Anfälle nach zwei bis drei Minuten enden und wir nach Möglichkeit die 30 Minuten nicht erreichen möchten, sollte nach fünf Minuten Anfallsdauer ein Versuch unternommen werden, den Anfall zu unterbrechen. Hat Ihr Arzt oder Ihre Ärztin keine Medikamente zur Notfall-Unterbrechung verordnet, bleibt keine Alternative, als den Notarzt anzurufen.

Notfallmedikamente

In den meisten Fällen wird ein Medikament zum Unterbrechen eines Anfalls verordnet, wenn bei einem Kind die Diagnose einer Epilepsie oder auch eines Fieberkrampfes gestellt wird. Damit schafft man vorsorglich eine Möglichkeit, eventuell auftretende, lang dauernde Anfälle zu unterbrechen.

Als Medikament für die Anwendung zuhause oder in der Schule bzw. im Kindergarten hat sich Diazepam bewährt. Je nach Größe des Kindes werden Tuben mit fünf oder zehn Milligramm verordnet. Diese Tube wird wie ein Zäpfchen in den After eingeführt und zusammengedrückt (Abb. Seite 111). Wichtig ist, dass die Tube dann auch zusammengedrückt wieder herausgezogen wird, sonst saugt sie das Medikament wieder ein.

In der Tube befindet sich eine flüssige Lösung des Medikaments Diazepam, das sehr schnell über den Darm in den Körper aufgenommen wird. Normalerweise kommt es nach wenigen Minuten zum Ende des Anfalls. Sieht man auch nach zehn Minuten keine Wirkung, kann man die gleiche Dosis noch einmal verabreichen. Damit sind die Möglichkeiten ohne ärztliche Hilfe erschöpft.

Wenn der Anfall nach zwei Gaben von Diazepam nicht endet, müssen intensivmedizinische Behandlungsmaßnahmen durchgeführt werden. Mehr als zwei Gaben von Diazepam sollte man nicht verabreichen, da eine Überdosis die Atemfunktion beeinträchtigen kann. Wenn bekannt ist, dass Diazepam bei einem Kind keine besonders gute Wirkung zeigt, kann alternativ auch Chloralhydrat verordnet worden sein, die Anwendung ist die gleiche.

Eine modernere Alternative ist die Gabe von Midazolam, insbesondere für größere Kinder und Jugendliche. Midazolam kann entweder aus einer stumpfen Fertigspritze über den Mund in die Backentasche verabreicht oder in Form eines Nasensprays

Die 5 W bei einer Notfallmeldung

Nachdem Sie den Notruf 112 gewählt haben, geben Sie den Mitarbeitenden der Leitstelle folgende Informationen, damit sie die richtigen Einsatzkräfte schicken können:

1. Wo ist das Ereignis?
2. Wer ruft an?
3. Was ist geschehen?
4. Wie viele Betroffene?
5. Warten auf Rückfragen.

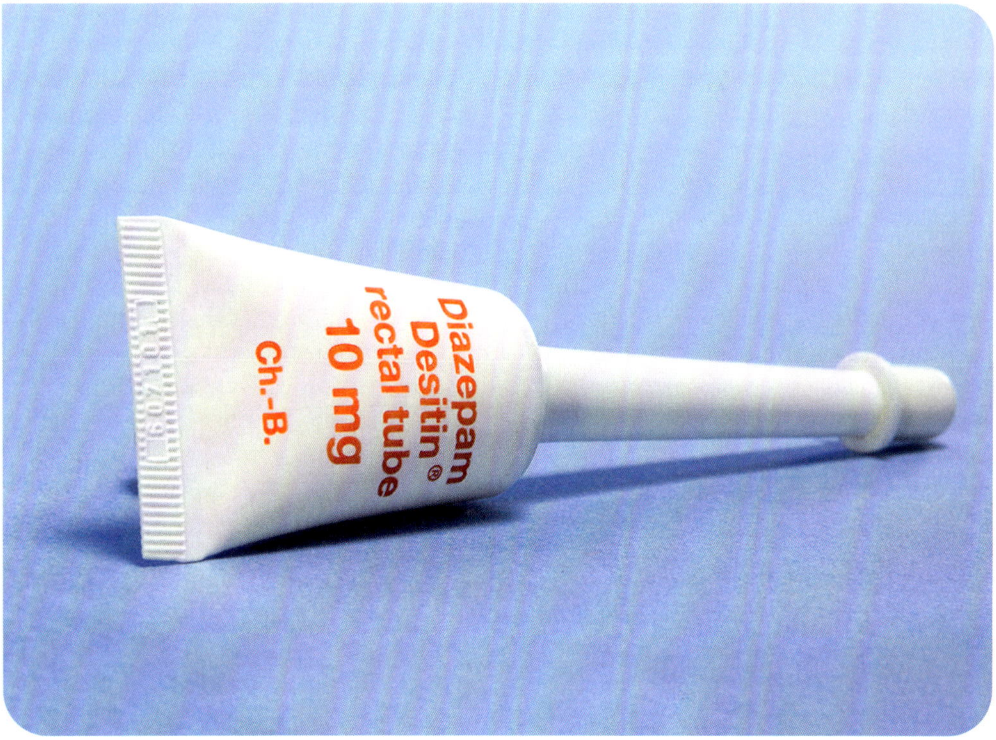

Diazepam-Rektiole: Die Tube ist mit einer Diazepam-Lösung gefüllt, die rektal verabreicht wird. In der flüssigen Form wirkt es viel schneller als ein Zäpfchen. Quelle: Brand A, Conrad A, Drache D et al. Rettungssanitäter. 1. Aufl. Stuttgart: Thieme; 2017. Foto: © K. Oborny/Thieme.

angewendet werden. Die Fertigspritzen sind in verschiedenen Dosierungen im Handel, dadurch ist eine Anpassung an das Alter des Kindes einfach und man muss bei der Verabreichung keine Dosis abmessen.

Grundsätzlich sind Diazepam und Midazolam etwa gleich wirksam, es ist aber immer möglich, dass entweder Diazepam oder aber Midazolam besser wirkt oder besser vertragen wird. Ein genereller Vorteil von Midazolam ist, dass man die Betroffenen nicht entkleiden muss. Das verkürzt die Zeit zur Verabreichung und die Verabreichung ist auch in der Öffentlichkeit leichter möglich.

Achten Sie auf das Haltbarkeitsdatum

Beachten Sie bei der Bevorratung von all diesen Medikamenten zwingend das Haltbarkeitsdatum. Für längere Zeit sollten Sie die Medikamente immer im Kühlschrank aufbewahren. Für einige Tage, beispielsweise auf Reisen, können Sie sie ohne Wirkungsverlust im Gepäck mit sich tragen. Eine Tube, die über einen mehrwöchigen Urlaub nicht gekühlt wurde, sollten Sie allerdings anschließend ersetzen.

Nach Gabe dieser Notfallmedikamente tritt oft eine erhebliche Müdigkeit auf, auch Gleichgewichts- und Gangstörungen werden häufig als vorübergehende Nebenwirkungen beobachtet.

Keinen Sinn hat es, ein Notfallmedikament zu verabreichen, wenn der Anfall schon vorüber ist. Man würde das Kind dann nur mit den Nebenwirkungen belasten. Die einzige Ausnahme sind Betroffene, die nach einem Anfall regelmäßig zu Anfallsserien neigen. Hier sind oft Medikamente mit längerer Wirkungsdauer nötig. Solche individuellen Lösungen sollten mit den behandelnden Ärzten oder Ärztinnen besprochen werden.

Ist ein Notfallausweis sinnvoll?

Wenn Betroffene plötzlich einen epileptischen Anfall erleiden, kann das viele Ursachen haben. Ärzte oder Ärztinnen, die nicht wissen, dass die Betroffenen eine Epilepsie haben, müssen dann nach vielen akut bedrohlichen Krankheiten suchen, die ebenfalls mit dem Auftreten eines Anfalls verbunden sein können. Das können Blutentnahmen, Computertomographien, Punktionen des Nervenwassers und andere Maßnahmen sein, die man hätte unterlassen können, wenn die Epilepsie bekannt gewesen wäre. Auf jeden Fall kommt es bei einem Anfall ohne erkennbare Ursache fast immer zu einem Krankentransport und einer Klinikaufnahme.

Daher ist es sinnvoll, für Kinder und Jugendliche, die manchmal allein unterwegs sind, einen Notfallausweis zu besorgen. Davon gibt es verschiedene Ausführungen. Sie können zum Beispiel eine Vorlage für eine scheckkartengroße Notfallkarte bei der Deutschen Epilepsievereinigung (Seite 118) erhalten. Damit können Sie Ihr Kind vor unnötigen medizinischen Notfallmaßnahmen schützen.

Außerdem kann der Notfallausweis sinnvolle Verhaltensregeln für Personen enthalten, die zu dem Anfall hinzukommen. In besonderen Fällen kann er auch Anweisungen für Ärztinnen und Ärzte beinhalten, falls es sich gezeigt hat, dass besondere Maßnahmen erforderlich sind oder bestimmte, gebräuchliche Notfallmedikamente nicht vertragen werden.

Für Auslandsreisen gibt es internationale Notfallausweise (Seite 84), die von behandelnden Ärzten und Ärztinnen zweisprachig ausgefüllt werden sollten. Das ist auch für Kinder nützlich, die immer von ihren Eltern begleitet werden, weil sich dadurch Verständigungsprobleme verringern.

Kann man an einer Epilepsie oder einem Anfall versterben?

Neben dem hier bereits dargestellten Status epilepticus (Seite 22), der unbehandelt oder auch in sehr ungünstigen Fällen trotz Behandlung zum Tode führen kann, gibt es leider noch eine weitere mögliche Todesursache im Rahmen einer Epilepsie, den sogenannten SUDEP. Bitte erschrecken Sie nicht. Dieses Problem bisher nicht thematisiert worden, denn bei Kindern ist diese Todesursache sehr selten.

SUDEP

SUDEP steht für »sudden unexpected death in epilepsy« und beschreibt plötzliche und unerwartete Todesfälle bei Epilepsiebetroffenen. Die genaue Ursache von SUDEP ist nicht bekannt, aber es gibt einige Hypothesen, die versuchen, das Phänomen zu erklären.

Eine Hypothese ist, dass SUDEP durch einen Einfluss von generalisierten epileptischen Anfällen auf das vegetative Nervensystem verursacht wird. Das vegetative Nervensystem ist für die Regulation von lebenswichtigen Funktionen wie Herzschlag und Atmung zuständig. Ein generalisierter epileptischer Anfall könnte, ähnlich wie er zu einem Nachschlaf führt, auch zu einem Ausfall dieser Funktionen führen, wodurch es nach dem Anfall zu einem Herz-Kreislauf-Versagen oder einem Atemstillstand kommen könnte.

Eine andere Hypothese ist, dass SUDEP durch eine genetische Veranlagung bedingt ist, die zu einer erhöhten Anfälligkeit für Herzrhythmusstörungen oder Atemdepression führt. Diese genetische Veranlagung könnte mit bestimmten Epilepsieformen oder Medikamenten interagieren und das Risiko von SUDEP erhöhen.

SUDEP ist die häufigste Todesursache bei Menschen mit Epilepsie und betrifft jedes Jahr etwas mehr als einen von 1 000 Epilepsiepatienten und -patientinnen. Es gibt einige Risikofaktoren für SUDEP, wie ein schlechtes Ansprechen auf eine Therapie, eine lange Krankheitsdauer, eine hohe Anfallsfrequenz oder das Auftreten nächtlicher Anfälle, besonders beim Schlafen in Bauchlage. SUDEP kann auch Kinder mit Epilepsie betreffen, obwohl es deutlich seltener ist als bei Erwachsenen. Bei einem Dravet-Syndrom (Seite 33) besteht ein erhöhtes Risiko für SUDEP bei Kindern. Hier wird angenommen, dass das auf die genetische Ursache der Erkrankung zurückzuführen ist.

Nicht jede Anfallsform ist mit einem Risiko für den SUDEP verbunden. Absencen, myoklonische oder tonische Anfälle sind keine Auslöser. Bei anfallsfreien Patienten besteht ebenfalls kein Risiko (außer dem Restrisiko bei unerwarteten erneut auftretenden Anfällen).

Trotz intensiver Forschung gibt es kein sicheres Mittel, diese Todesfälle zu verhindern. Das Risiko kann aber mit einigen Maßnahmen gemindert werden. Am wichtigsten ist die bestmögliche Therapie der Anfälle und eine regelmäßige Medikamenteneinnahme. Bei Erwachsenen, die einen SUDEP erlitten haben, stellt sich oft heraus, dass die Medikamenteneinnahme unterbrochen war. Bei nächtlichen Anfällen können Alarmsysteme hilfreich sein, denn bei einigen Patienten bewirkt eine Stimulation durch Berühren oder leichtes Rütteln, dass die Atmung wieder einsetzt. Auch die bei Atemstillstand bekannten Wiederbelebungsmaßnahmen können helfen, wenngleich auch nicht immer mit Erfolg.

Es gibt ein spezielles SUDEP-Präventionsprogramm für Kinder mit Epilepsie an der Charité in Berlin, das darauf abzielt, den plötzlichen Epilepsietod zu vermeiden. Das Programm bietet eine individuelle Risikoanalyse, eine optimierte Anfallstherapie, eine Schulung für Eltern und Kinder und eine nächtliche Überwachung mit einem speziellen Gerät. Weitere Informationen finden Sie in den Empfehlungen des Autors (Seite 118).

Überwachungs- und Alarmsysteme

Für Kinder mit nächtlichen generalisierten Anfällen empfiehlt sich der Einsatz von Überwachungssystemen, die bei einem Anfall die Eltern alarmieren können, insbesondere, wenn sich herausstellt, dass es schwierig wird, mit Behandlungsmaßnahmen eine Anfallsfreiheit zu erreichen.

Es gibt verschiedene Arten von Epilepsie-Überwachungssystemen, die auf unterschiedliche Art und Weise funktionieren. Nicht jedes System ist für jede Patientin oder jeden Patienten geeignet, je nachdem, welche Art von Anfällen es erkennen soll. Einige Beispiele sind:

- Sensormatten: Sie werden unter der Matratze oder dem Laken platziert und messen die Bewegungen des Körpers. Wenn sie ein typisches Anfallsmuster erkennen, lösen sie einen Alarm aus. Diese Produkte werden in Deutschland zum Beispiel von Epitech angeboten.
- Videoüberwachung: Sie besteht aus einer Kamera und einem Monitor, die das Schlafzimmer oder einen anderen Raum erfassen. Das Videobild wird elektronisch ausgewertet. Wenn das System einen Anfall erkennt, wird Alarm ausgelöst. Auch diese Systeme sind über Epitech verfügbar.
- Tragbare Geräte, sogenannte »Wearables«: Sie werden am Körper getragen, zum Beispiel als Armband oder Uhr, und überwachen die Herzfrequenz oder die Bewegung des Arms. Wenn sie einen Anfall feststellen, wird ein Alarm, zum Beispiel über ein Smartphone, ausgelöst. Beispiele hierfür sind NightWatch oder EpiCare.
- Systeme, die auf Bewegungen (wiederholte Zuckungen) reagieren, setzen ein bestimmtes Ausmaß an Bewegungen voraus. Daher sind sie meistens für kleinere Kinder wenig geeignet.
- Systeme, die am Körper getragen werden, werden manchmal von Kindern nicht toleriert. Systeme mit auf der Haut aufgebrachten Elektroden können Hautreizungen auslösen.

Die Vorteile und Nachteile von verschiedenen Epilepsie-Überwachungssystemen hängen von verschiedenen Faktoren ab, zum Beispiel:

- von der Art und Häufigkeit der epileptischen Anfälle
- von persönlichen Bedürfnissen
- von den Kosten und der Verfügbarkeit der Systeme, falls sie nicht von der Krankenkasse übernommen werden
- von der Zuverlässigkeit und Genauigkeit der Systeme
- ob sie unangenehm oder störend sind, wenn sie getragen oder installiert werden müssen.

Kein Epilepsie-Überwachungssystem kann alle Anfälle zu 100 Prozent erkennen oder vermeiden. Ein häufiges Problem sind auch Fehlalarme bei heftigeren, nicht anfallsbedingten Bewegungen im Schlaf, was zu Stress oder Vertrauensverlust in das System führen kann.

Aus diesen Gründen ist eine pauschale Empfehlung solcher Überwachungssysteme für Kinder mit Epilepsien nicht sinnvoll. Man sollte die Anwendung auf die Kinder beschränken, bei denen dadurch eine nennenswerte Risikominderung erreichbar ist und Störungen durch Fehlalarme noch in einem guten Verhältnis zum Nutzen stehen. Das sollten Sie immer individuell mit den behandelnden Ärzten und Ärztinnen besprechen.

Ausblick

Ich habe dieses Buch geschrieben, weil ich in den über vierzig Jahren meiner Tätigkeit als Kinderneurologe immer wieder die Erfahrung machen musste, dass ein Arzt oder eine Ärztin nicht alle Fragen, Probleme und Sorgen der Eltern im Rahmen einer Sprechstunde ausreichend beantworten kann. Oft kommen dabei so viele Themen zur Sprache, dass Eltern sich auch gar nicht alles merken können, was besprochen wurde.

Ein Buch zum Nachschlagen ist hier bestimmt sehr hilfreich, auch wenn es im Internet viele Quellen gibt – allerdings in sehr unterschiedlicher Qualität. Das letzte Buch zu diesem Thema ist vor rund zehn Jahren auf den Markt gekommen; ich selbst hatte ein Buch für Eltern im Jahre 2006 geschrieben. Diese Bücher sind nun veraltet und durch die zwischenzeitlich erfolgten internationalen Neuklassifikationen von Anfällen und Epilepsien haben sich auch viele Begriffe verändert.

Ich hoffe, dass Ihnen dieses Buch an vielen Stellen Rat und Hilfe zum Umgang mit den Problemen der Krankheit Ihres Kindes, aber auch zum Verstehen des Krankheitsbildes Epilepsie geben konnte. Natürlich kann ein solches Buch nicht genau die Situation Ihres Kindes in allen Punkten abbilden, zu groß ist die individuelle Vielfalt von Erkrankungsverläufen. Dieses Buch kann auch nicht alle seltenen Epilepsieformen genau beschreiben, die meisten beschriebenen Symptome und Probleme treffen aber auch auf sie zu.

Wenn das Buch bei Ihnen Interesse an mehr Informationen geweckt hat oder Sie darüberhinausgehenden Rat benötigen, möchte ich Ihnen nochmals die Teilnahme an einer Epilepsieschulung oder die Mitgliedschaft in einer Selbsthilfegruppe oder Elternvereinigung ans Herz legen. Vielleicht können Ihnen die von mir genannten Links (Seite 118) bei der Suche nach einer geeigneten Adresse helfen.

Stichwortverzeichnis

Empfehlungen von Prof. Dr. med. Ulrich Brandl

(Alle Websites wurden zuletzt am 20.4.2023 aufgerufen.)

Hilfreiche Internetadressen

Deutsche Epilepsievereinigung: https://www.epilepsie-vereinigung.de

Hier können Sie auch Notfallausweise bestellen. Außerdem finden Sie dort weitere Links zu regionalen Selbsthilfegruppen und Beratungsstellen sowie eine Liste der Zentren für seltene Erkrankungen.

Deutsche Gesellschaft für Epileptologie (DGfE): https://www.dgfe.org

Österreichische Gesellschaft für Epileptologie (ÖGfE): https://www.ogfe.at

Schweizerische Epilepsie-Liga: https://www.epi.ch

Die Seiten dieser drei Fachgesellschaften wenden sich sowohl an Betroffene als auch an Fachpersonal. Zusätzlich finden Sie Listen mit weiteren Informationsquellen und Patientenvereinigungen.

Epilepsie-Elternverband: https://www.epilepsie-elternverband.de

Webseite des Landesverbands Nordrhein-Westfalen mit vielen Adressen weiterer Selbsthilfevereinigungen: https://www.epilepsie-online.de/home

Elektronische Anfallskalender

»epilepsieTagebuch« von Daniel Kragemann (für das iPhone®)

»EpiCalendar« App von MedyCal (für Android®)

Elektronischer Behandlungskalender

»Epivista« vom Arzneimittelhersteller Desitin: https://epivista.de

Epilepsieschulungen

famoses: https://www.famoses.de

Flip & Flap: https://dgfe.org/service/schulungsprogramme-material/flip-flap

SUDEP-Präventionsprogramm für Kinder

https://www.sudep.de

Empfehlenswerte Kinderbücher

Daniela Abele: Lisa und die besondere Sache. Verlag Epilepsie 2000. (Zu beziehen über die Deutsche Epilepsie-Vereinigung: https://www.epilepsie-vereinigung.de)

Daniela Abele: Mamas Kopfkarussell. Verlag Epilepsie 2000. Ab 3 Jahren empfohlen. (Ebenfalls über die Epilepsie-Vereinigung zu beziehen, Link s.o.)

Silke Schröder, Mike Bauersachs: Carla – Eine Geschichte über Epilepsie. Bilderbuch für Kinder von 3 bis 6 Jahren. (Bestellbar beim Epilepsie-Elternverband: https://www.epilepsie-elternverband.de)

Christine Jüngling, Schirin Homeier: Träumst du, Leon? Ein Kinderfachbuch über Epilepsie. Für Kinder von 6 bis 8 Jahren. Mabuse, 2020.

Günter Krämer, Richard Appleton: Epilepsie. Ein illustriertes Wörterbuch für Kinder und Jugendliche sowie ihre Eltern. Hippocampus, 2018.

Spezielle Krankheitsbilder

Elternvereinigungen, Interessenvertretungen und Selbsthilfegruppen für seltene genetische Erkrankungen, die mit epileptischen Anfällen oder einer epileptischen Enzephalopathie einhergehen.

Angelman-Syndrom
Selbshilfe-Verein Angelman e.V.
www.angelman.de

CDG-Syndrome
Bundesverein CDG-Syndrom »Glykcokinds« e.V.
www.cdg-syndrom.de

CDKL5-Mutationen
CDKL5 Deutschland e.V.
www.cdkl5-verein.de

Chromosomenveränderungen
(z.B: Ringchromosom)
Leona e.V. – Familienselbsthilfe
www.leona-ev.de

Dravet-Syndrom
Dravet-Syndrom e.V.
www.dravet.de

Epileptische Enzephalopathien (DEE)
DEE-P-Connections (Englisch)
https://deepconnections.net

Glucose (Glut1)-Transporterdefekt
Förderverein Glucosetransporterdefekt e.v.
www.glut1.de

Neuronale Ceroid-Lipofuscinose (NCL)
NCL-Gruppe Deutschland
www.ncl-deutschland.de
NCL-Stiftung
www.ncl-stiftung.de

Rett-Syndrom
Rett Deutschland e. V.
www.rett.de

SCN2A -Mutationen
SCN2A Germany e. V.
www.scn2a.de

Sturge-Weber-Syndrom
Interessengemeinschaft
Sturge-Weber-Syndrom e. V.
www.sturge-weber.de

STXBP1-Mutationen
STXBP1 e.V.
www.stxbp1-ev.de

SYNGAP1-Mutationen
Syngap-Elternhilfe e.V.
www.syngap.de

Tuberöse Sklerose
Tuberöse Sklerose Detschland e.V.
www.tsdev.org

Diese Übersicht erhebt keinen Anspruch auf Vollständigkeit. Die Beachtung seltener Erkrankungen hat in den letzten Jahren deutlich zugenommen, Selbsthilfegruppen und Vereine entwickeln sich schnell.

Bibliografische Information der Deutschen Nationalbibliothek
Die Deutsche Nationalbibliothek verzeichnet diese Publikation in der Deutschen Nationalbibliografie; detaillierte bibliografische Daten sind im Internet über http://dnb.d-nb.de abrufbar.

Programmplanung: Katja Liese, Uta Spieldiener
Projektmanagement: Elisa Salemi
Redaktion: Ursula Brunn-Steiner, Vaihingen/Enz
Bildredaktion: Christoph Frick, Marie Crämer
Covergestaltung: © Thieme
Bildnachweis Cover: Motiv © nataka/stock.adobe.com
Layout: CYCLUS · Visuelle Kommunikation, Stuttgart

Covermotiv und Bild S. 3, 4, 5, 6, 8, 68: © Thieme unter Verwendung von © nataka/stock.adobe.com.
Composed & edited by Thieme.
Autorenfoto: Universitätsklinikum Jena/Klinisches Medienzentrum
Fotos im Innenteil:
S. 43: © digitale-fotografien/stock.adobe.com
S. 45: Prof. Dr. med. Ulrich Brandl
S. 66: © metamorworks/stock.adobe.com
S. 84: Deutsche Epilepsievereinigung e.V., mit freundlicher Genehmigung
Zeichnungen S. 18, 29, 56, 94: Christine Lackner, Ittlingen

Die abgebildeten Personen haben in keiner Weise etwas mit der Krankheit zu tun.

1. Auflage 2024

TRIAS in Georg Thieme Verlag KG
Rüdigerstraße 14, 70469 Stuttgart, Germany
www.thieme.de

Printed in Germany

Satz und Repro: Reemers Publishing Services GmbH, Krefeld
gesetzt in Adobe Indesign CC 2020
Druck: Westermann Druck Zwickau GmbH, Zwickau

Gedruckt auf chlorfrei gebleichtem Papier

ISBN 978-3-432-11758-4
Auch erhältlich als E-Book:
eISBN (ePub) 978-3-432-11759-1

1 2 3 4 5 6

Thieme Publikationen streben nach einer fachlich korrekten und unmissverständlichen Sprache. Dabei lehnt Thieme jeden Sprachgebrauch ab, der Menschen beleidigt oder diskriminiert, beispielsweise aufgrund einer Herkunft, Behinderung oder eines Geschlechts. Thieme wendet sich zudem gleichermaßen an Menschen jeder Geschlechtsidentität. Die Thieme Rechtschreibkonvention nennt Autor*innen mittlerweile konkrete Beispiele, wie sie alle Lesenden gleichberechtigt ansprechen können. Die Ansprache aller Menschen ist ausdrücklich auch dort intendiert, wo im Text (etwa aus Gründen der Leseleichtigkeit, des Text-Umfangs oder des situativen Stil-Empfindens) z. B. nur ein generisches Maskulinum verwendet wird.

Datenschutz
Wo datenschutzrechtlich erforderlich, wurden die Namen und weitere Daten von Personen redaktionell verändert (Tarnnamen). Dies ist grundsätzlich der Fall bei Patienten, ihren Angehörigen und Freunden, z. T. auch bei weiteren Personen, die z. B. in die Behandlung von Patienten eingebunden sind.